凤山丛书

U0216359

医学生担当精神培育的
理论与实践

主编 李黎明 周佳娴

厦门大学出版社 国家一级出版社
XIAMEN UNIVERSITY PRESS 全国百佳图书出版单位

图书在版编目（CIP）数据

医学生担当精神培育的理论与实践 / 李黎明，周佳娴主编. -- 厦门：厦门大学出版社，2023.11
　ISBN 978-7-5615-9140-6

　Ⅰ．①医… Ⅱ．①李… ②周… Ⅲ．①医务道德-教学研究-医学院校 Ⅳ．①R192

中国版本图书馆CIP数据核字(2023)第193597号

出 版 人	郑文礼
责任编辑	林　灿
美术编辑	张雨秋
技术编辑	许克华

出版发行　厦门大学出版社

社　　址	厦门市软件园二期望海路 39 号
邮政编码	361008
总　　机	0592-2181111　0592-2181406(传真)
营销中心	0592-2184458　0592-2181365
网　　址	http://www.xmupress.com
邮　　箱	xmup@xmupress.com
印　　刷	厦门市竞成印刷有限公司

开本	720 mm×1 000 mm　1/16
印张	11.25
字数	202 千字
版次	2023 年 11 月第 1 版
印次	2023 年 11 月第 1 次印刷
定价	60.00 元

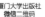
厦门大学出版社
微信二维码

厦门大学出版社
微博二维码

序　言

　　教育是国之大计、党之大计。习近平总书记多次强调，"培养什么人，是教育的首要问题"。"我国高等教育肩负着培养德智体美劳全面发展的社会主义事业建设者和接班人的重大任务"，这是教育工作的根本任务，也是高校思想政治工作的根本目标。党的十八大以来，以习近平同志为核心的党中央高度重视学校思想政治工作，相继召开全国高校思想政治工作会议、全国教育大会、学校思想政治理论课教师座谈会等系列重要会议。习近平总书记关于高校思想政治工作的重要论述和阐释解答了新时代高校思想政治工作中的一系列重大理论与实践问题，是做好新时代高校思想政治工作的行动指南。新时代高校思想政治工作要坚持用习近平新时代中国特色社会主义思想铸魂育人，立足新的发展起点、勇担新的时代使命，以更宽广的视野、更高远的境界、更科学的思维进行统筹谋划，不断提升工作的水平和能力。

　　高校思想政治工作需要密切关注新时代的新变化和新特点，在实现民族复兴的奋斗目标和伟大使命中进一步明确新的要求和任务，保证我国高等教育发展方向"同我国发展的现实目标和未来方向紧密联系在一起"。习近平总书记指出："我们党一路走来，能够战胜一切强大敌人、一切艰难险阻，取得举世瞩目的伟大成就，靠的就是一代又一代共产党人敢于担当、英勇斗争。今天，我们肩负使命任务的艰巨性、面对风险挑战的严峻性、进行伟大斗争形势的复杂性都是前所未有的。只有全党继续发扬担当和斗争精神，才能实现中华民族伟大复兴的宏伟目标。"医务人员是与疾病作斗争的白衣战士，在日益复杂多变的自然与社会环境中维护人类健康，同样必须具有强烈的担当精神。然而一个人的担当精神不是与生俱来的，需要后天不断地养成。医学生是医务人员队伍的后备军，如何在学校阶段培养有担当的医学生，为我国医学卫生事业输送合格的建设者和接班人，是摆在新时代医学教育工作者面前的重要课题。

　　厦门医学院医学生担当精神培育研究课题组对如何开展医学生担当精神培育从理论上进行了有益的探索，在实践中进行了卓有成效的尝试，并将自己的探索与尝试进行总结形成了这本《医学生担当精神培育的理论与实践》，希望这本书能够得到更多读者关注，并引发大家对于医学生培养的更多思考与探索。在本书编辑出版过程中，李琳、詹梦琳、江丽丽、罗鑫等四位老师一起参与修订了上篇理论探索部分，不少专业课老师与辅导员一起对下篇实践部分进行了增删修订，大家的共同努力进一步完善了这个探索，在此一并表示衷心的感谢！是为序。

目　录

绪　论

　　医学是研究人类生命过程以及与疾病作斗争的一门科学,医学教育是培养这场斗争的主力军——医务人员的教育活动。人类与疾病的斗争过程,充满各种未知与挑战,也充满着种种艰辛与危险,人类要想在这场斗争中获得胜利,医务人员不但要医术精湛,而且要敢于担当。医学院校肩负着把医学生培养成合格医务人员的重要使命,必须探讨如何提升医学生敢于担当的精神品格。

一、研究背景

　　2016 年 8 月 19 日,习近平总书记在全国卫生与健康大会上指出:"要把人民健康放在优先发展的战略地位,以普及健康生活、优化健康服务、完善健康保障、建设健康环境、发展健康产业为重点,加快推进健康中国建设,努力全方位、全周期保障人民健康,为实现'两个一百年'奋斗目标、实现中华民族伟大复兴的中国梦打下坚实健康基础。"人民健康是中华民族伟大复兴的基础,要实现人民健康,必须建设一支强大的医疗卫生人才队伍。医学生是医疗卫生人才队伍的后备军,把医学生培养成我国医学卫生事业合格的建设者和接班人,是新时代医学教育在实现伟大复兴中国梦征程中的神圣责任。

　　人类健康面临来自生物、环境、社会、政治、经济、文化等诸多方面的重重威胁,医疗人才队伍作为人类健康守护者必须具有强烈的担当精神。然而,一个人的担当精神不是与生俱来的,需要后天不断地养成。培育医学生的担当精神是医学教育的重要使命。就整体状况而言,当代大学生绝大部分认同主流价值观念,有理想,有担当。但不可否认,在社会转型、思潮多元化的冲击下,一些大学生社会责任感淡化,价值评判偏激,人生观模糊,乃至于对社会主义理想信念产生怀疑。有的对于国家、民族的命运漠不关心;有的面对歪风邪气,畏首畏尾,听之任之;有的面对急难险重任务,瞻前顾后,畏缩不前;有的面对利益抉择,斤斤计较,缺乏奉献精神:这是医学教育工作不得不面对的教育对象担当精神弱化的状况。

二、研究思路与方法

(一)研究思路

1. 结合医学专业特点,构建担当精神维度和培养体系

近年来,在国内外复杂形势和各种文化思潮的冲击下,尤其在价值多元化的背景下,一些大学生越来越缺乏刚正不阿、勇于担当的精神,亟须得到教育、培养与引领。本课题组运用头脑风暴法和德尔菲法,对专任教师、管理人员、学生干部进行专场调研,从实践角度将医学生担当精神培育体系归纳为四个维度:一是在系列体验式学习中"敬佑生命",二是在志愿服务中"奉献大爱",三是在社会实践中"担当使命",四是让"崇尚英雄"成为校园风尚。四个方面互相贯通、互相协同,形成厦门医学院医学生担当精神培养体系方案。

2. 分析学生担当精神弱化的表现、原因及对策

部分当代大学生社会责任感淡化,价值评判偏激,人生观模糊,存在担当精神意识弱化的一面。本课题组利用担当精神评价量表对学生的担当精神指数做出定量研究。

同时,带领暑期"三下乡"实践队开展关于培养优秀医学人才的问卷调查,了解民众对"好医生"标准的认知,并收集对优秀医学人才培养途径与举措的建议。

3. 构建担当精神培育方案

以担当精神培育为主题,紧紧围绕立德树人根本任务,将"担当使命""奉献大爱""敬佑生命""崇尚英雄"的担当精神培育贯穿大学生涯,通过循序渐进的专题教育方式,在活动设计、价值引导等方面精心构思,着力培养医学生的仁爱心、责任感、使命感和正义感。

"担当使命":结合医学生专业特点开展志愿服务、暑期"三下乡"等形式多样的社会实践活动,旨在通过社会实践服务活动培育学生的使命担当意识和社会责任意识。

"奉献大爱":积极引导学生参与各项志愿服务,完善志愿服务制度,建立多样化志愿服务基地,打造品牌化志愿服务项目,拓宽志愿服务面,不断提升志愿服务社会影响力。

"敬佑生命":围绕生命体验与感悟,实现德育工作与学生学习实践、学校教育与自我教育、教育目的与学生需求的"三结合"。

"崇尚英雄":利用军训、征兵教育、向英雄致敬等活动弘扬爱国、亮剑、尚武精神,培养学生的正义感。

(二)研究方法

1. 文献分析法

通过收集、整理、归纳国内外担当精神研究方面的文献,全面了解国内外研究进展状况,清晰地梳理出相关研究发展的历史脉络和主要路径,为本研究提供相关理论支持。

2. 问卷调查法

通过定量研究方法构建医学生担当精神概念及指标体系。利用担当精神评价量表分析医学生担当精神弱化的表现、原因及对策。

3. 访谈法

通过头脑风暴法和德尔菲法,对专任教师、管理人员、学生干部进行专场调研,逐步厘清担当精神概念和教育培养方案。

三、担当精神培育效果评估

通过 2 年、5 年、10 年的中长期持续追踪,对担当精神培育教学效果做出评估,并根据情况对教育改革做出调整和修正。

上篇

医学生担当精神培育体系探索

以习近平新时代中国特色社会主义思想为指导,紧紧围绕立德树人根本任务,构建起"担当使命、奉献大爱、敬佑生命、崇尚英雄"的医学生担当精神培育体系,通过循序渐进的专题教育方式,在教育形式、价值引导等方面精心设计,着力培育医学生刚正不阿、敢于担当的精神。

第一章　担当使命

"士不可以不弘毅,任重而道远。"国家的前途,民族的命运,人民的幸福,是当代中国青年必须和必将承担的重任。一代青年有一代青年的历史际遇。

——2015 年 7 月 24 日习近平致全国青联十二届全委会和全国学联二十六大的贺信

第一节　当代中国医学生的使命

一个时代有一个时代的主题,一代人有一代人的使命。造就一代代健康中国的建设者和守护者,将个人理想同时代主题、医者使命紧密结合,在医路历程上担当使命、践行使命,是社会、医学校、医学生的神圣职责。中国科学院院士、著名肝胆外科专家吴孟超说:"我看重的不是创造奇迹,而是救治生命。医生要用自己的责任心,帮助一个个病人渡过难关。"中国医科大学航空总医院主任医师耿风勇说,自古以来,医师都是一个备受尊重的职业。医学源于人性的善良,医师的初心就是为病人谋幸福。医生接受的是疾病的考验,守护的是人民的生活,追求的是患者的满意,坚持的是医者仁心。选择学医,注定辛苦,但是领略了别人无法看到的美丽风景。作为医师,我们唯有不断精医术、承医德,才能真正承载生命之重托,才能不负"健康所系、性命相托"之誓言。厚德济生,仁爱精诚,让我们牢记自己的身份与责任,不忘初心,砥砺前行,终身学习,勇攀医学高峰,精益求精护佑人民健康,这才是新一代医师的使命和责任。

中国特色社会主义进入了新时代,当代中国医学生站在新的历史方位上,要担负起建功新时代的光荣使命,延续医乃仁术的信条和救死扶伤的宗旨。从优秀医务工作者的心路历程中不难体会到医生使命的真谛,医学生承载着健康中国的希望和未来,担负着为人民消除病痛、捍卫健康的使命,医学生要正确认识这一使命,并在社会实践中担当使命,从而让医学生的理想追求在实现中华民族伟大复兴中国梦的过程中成为现实。

第二节　在社会实践中担当使命

习近平总书记在 2016 年全国高校思想政治工作会议上指出,"青年要成长为国家栋梁之材,既要读万卷书,又要行万里路","高校学生支教、送知识下乡、志愿行动等活动,都展现了学生的风貌和服务社会、报效祖国的情怀。许多学生正是在这样的社会实践和社会活动中树立了对人民的感情、对社会的责任、对国家的忠诚"。

一、在社会实践中提升使命意识

社会实践,可以使医学生进一步了解国情社情,了解基层医疗卫生的现状,了解广大人民群众当前对医疗健康服务的迫切需要。学生在分析现状与存在的问题、寻找提升基层卫生健康水平措施的过程中,能够加深对自身所担负的历史责任和时代使命的认识。

二、在社会实践中强化担当自觉

具备使命自觉是责任担当的前提,社会实践活动不仅能够提升医学生的使命意识,更重要的是医学生通过参与、组织、领导、总结等社会实践活动的规范动作,在参与中对专业知识进行检验、查漏补缺,在体验生活中磨炼意志品质,在组织、实践、总结中进行理性思考,进一步激发了责任感,培养了家国情怀,促使自己形成责任担当的自觉。

三、在社会实践中传承使命担当

建立相对稳定的社会实践基地,开展长期的、逐年传承的社会实践活动,有助于形成较完善的管理机制和考核机制。学生能够从连续的实践中积累经验,不断进行理论思考,在归纳和总结中获得提升,并在之后的实践活动中检验实践成果,这样既能满足实践基地发展的需要,又能使医学生在连续性的活动中深化使命意识,传承使命担当精神。

第三节　教育行动

社会实践是大学生思想政治教育的重要形式,是促进学生成长成才的有效途径。通过构建以暑期"三下乡"社会实践为主体,以专业实践项目为载体的实践育人模式,引导学生融入国家重大战略任务,增强学生社会责任感,培养医学生使命担当意识。

一、晓之以理,提高大学生担当精神的认知能力

首先,宣讲党的创新理论。根据大学生思想实际和社会对青年的要求,在学生理论社团和团学骨干中招募培训理论宣讲员,组建习近平新时代中国特色社会主义思想宣讲团、依法治国宣讲团等理论普及宣讲团,深入农村、企业、社区等,深入老百姓当中,广泛开展小规模、互动式、有特色、接地气的面对面宣讲交流,积极宣传解读习近平新时代中国特色社会主义思想和党的理论路线方略。

其次,宣传禁毒防艾知识。在学生社团和学生红十字会等组织中招募组建实践团队,到学校、社区、农村等地,开展禁毒、预防艾滋病宣传,发放材料,普及知识,宣讲政策。

再次,普及科技知识。重点围绕乡村振兴战略,开展中药种植采摘、海产品品种选育、藻种扩繁、污损生物防治、农村环境治理知识宣讲等"讲好科普知识,助推乡村振兴"新时代文明实践服务系列活动。

最后,观察国情社情。聚焦党史、新中国史、改革开放史的重大事件、重要地点、重点区域,实地走访当地的红色教育基地,与地方政府相关部门、医疗单位干部职工、当地群众进行座谈,开展访谈,在观城乡新貌、看身边变化、听亲身故事中使学生切身感受社会主义现代化建设的历史性成就,激发他们争做民族复兴时代新人的信心和决心。

二、动之以情,提升大学生担当精神的培养水平

一是提供教育关爱服务。组织师生到农村、社区深入教室、家庭,重点面向留守儿童、贫困家庭儿童、残疾儿童等特殊群体,开展课业辅导、素质拓展、亲情陪伴等教育关爱活动。通过课堂测试、访谈的形式,围绕农村中小学推广普通话、使用规范字的现状等方面开展实地调研,提出对策建议。

二是提供文化艺术服务。组织有文艺特长的学生,到农村学校与当地师生共同编排演出文艺节目,以反映社会主义核心价值观为主要内容,弘扬时代精神,倡导文明新风。

三是提供爱心医疗服务。组建医疗卫生专业实践团队,到社区、农村开展量血压,近视眼检查验光,预防龋齿宣传,流行病预防,慢性病管理,卫生健康知识普及,健康普查等活动。

三、炼之以志,强化大学生担当精神的意志塑造

开展美丽中国实践活动。重点依托学生环保类社团,招募组建实践

团队,到农村和城市社区,围绕环境污染、水资源保护、垃圾处理、自然灾害预防等,开展科普知识宣讲、社会调查研究、建言献策等活动。

开展"河小禹"专项行动。围绕打好污染防治攻坚战,深化河长制建设的任务,校团委面向学生招募组建"河小禹"实践服务队,开展河段巡查、入户访谈、撰写典型案例、"我与河长面对面"等活动,让学生认识理解河长制、参与河长制工作、宣传河长制成就,助力我省国家生态文明试验区建设。

四、导之以行,推动大学生担当精神的行为养成

开展贫困地区实践服务专项行动。围绕助力乡村振兴和精准扶贫战略,组建临夏实践服务队,引导广大青年学生投身社会实践,为实现伟大复兴中国梦贡献青春、智慧和力量。通过进入甘肃省临夏回族自治州开展志愿服务活动及调查研究等,发挥学生医学专业特长,将医学知识送下乡,助力临夏精准扶贫,发挥资助育人与实践育人的双重功效。

开展急救技能培训、测量血压和健康宣教活动。向当地居民进行心肺复苏、止血包扎等急救技能演示及讲解,并让他们进行现场体验操作。现场开展医学知识趣味问答活动,普及健康知识,发放家庭常用药品、健康手册及预防知识宣传册等。

调研乡情,知国情、知民情。采用访谈及问卷调查的形式对当地发展现状进行调研,调研的方向主要为受教育状况、基本生活水平、乡村医疗服务水平等方面,并形成调研报告。

第二章 奉献大爱

希望你们弘扬奉献、友爱、互助、进步的志愿精神，坚持与祖国同行、为人民奉献，以青春梦想、用实际行动为实现中国梦作出新的更大贡献。

——2013年习近平给华中农业大学"本禹志愿服务队"的回信

凡大医治病，必当安神定志，无欲无求，先发大慈恻隐之心，誓愿普救含灵之苦。若有疾厄来求救者，不得问其贵贱贫富，长幼妍媸，怨亲善友，华夷愚智，普同一等，皆如至亲之想，亦不得瞻前顾后，自虑吉凶，护惜身命。见彼苦恼，若己有之，深心凄怆，勿避险巇、昼夜、寒暑、饥渴、疲劳，一心赴救，无作功夫形迹之心。如此可为苍生大医，反此则是含灵巨贼。

——孙思邈《大医精诚》

第一节 医学生的大爱精神

医者仁心，大爱无疆。医学生的大爱，是体现其专业特点的爱心、责任心和奉献意识。医学的服务对象是人，医学要有爱的温度，医者要有大爱之心，要有爱患者、爱家人、爱社会、爱国家的精神，才能更好地为促进人类健康服务。针对医学生开展的大爱精神教育应充分结合医学专业特殊性，促使这种"大爱"在学生当前生活和未来职业规划中得到体现，为学生形成正确的世界观、人生观、价值观奠定良好基础，这也是医学生职业教育的根本目标所在。

大爱精神培养是医学人文教育的基本要求。医学的发展首先源于人类对生命的关爱，其以"治病救人"为核心，处处体现人文精神的光华。新时代下，医学专业大学生不仅仅要成为技术精湛的医学人才，更应具备健全的人格和高尚的医德。通过大爱精神教育，将爱的温暖和责任传递给医学生，使之能够将这种品质与理念转化为自觉的行为。培养医学生的大爱精神，正是要将人文情怀中的爱与奉献根植于学生内心，从而推动他们以饱满的热情和高尚的动机去服务他人、奉献社会。

　　大爱精神培养是医学生理想信念教育的关键环节。所谓育人先育心，要培养医学生的爱人之心、为民之情，首先就要对其进行理想信念教育，而大爱教育在医学生的理想信念教育及价值体系形成过程中将起到关键作用。弘扬大爱精神对于全面提高医学生专业素养，培养其正确的世界观、人生观、价值观和良好的道德品质具有重要的意义。

第二节　在志愿服务中奉献大爱

　　高校肩负着培养德智体美劳全面发展的社会主义事业建设者和接班人的重大任务，而青年志愿服务是提高大学生思想水平、政治觉悟、道德品质、文化素养，培养医学生奉献大爱精神的重要载体，是学生成长为德才兼备、全面发展人才的现实路径。教育者需要精心谋划大学生的志愿服务工作，形成上下一心、共谋志愿服务发展的良好局面，并逐渐使其成为一种校园文化、一种生活方式和一种精神追求。

一、志愿服务是大学生思想政治教育的重要载体

　　将培育和发展优秀的校园志愿服务文化作为落实立德树人工作的有效途径，将全面有效推进志愿服务工作。志愿服务是大学生思想政治教育的重要载体。形成以思政教育工作者为主导、大学生为主体、专业教师协同的志愿服务工作模式，可以深入推进各项志愿服务工作，引导大学生弘扬奉献大爱的新时代医者精神。

二、志愿服务是培养大学生奉献精神的重要渠道

　　志愿服务精神与医者的大爱精神相联相通，"奉献、友爱、互助、进步"的志愿服务精神折射出的无私奉献、扶危助困理念是大爱精神的重要内涵，开展志愿服务是培养学生奉献精神的重要渠道。

三、志愿服务是医学生践行大爱理念、丰富大爱思想的重要方式

　　志愿服务不仅是医学生奉献自我、投身社会的过程，更是其践行所学、积累智慧、增长才干、实现自我价值的过程。医学生投身志愿服务活动，在将所学知识付诸实践的同时，也让大爱精神成为一种自觉的具体实践，从而在更大范围、更高层次上去理解志愿服务的含义，把奉献社会作为自我实现的需要，升华大爱意识、丰富大爱思想。

四、志愿服务是培养学生社会责任感、发挥高校社会服务功能的有效路径

医学生通过参与各项志愿服务实践，不断融入社会大舞台、群众大熔炉中，陶冶情操，提升社会责任感。而高校利用自身优势，突出服务职能，主动融入地方社会发展，为其提供科技、文化和人才支撑，也让志愿服务成为高校发挥社会服务功能作用的有效路径，让奉献大爱精神成为高校名片，充分根植于学生内心。

第三节 教育行动

近年来，厦门医学院以完善志愿服务机制、打造特色志愿服务项目、拓展志愿服务平台和培育先进典型为着力重点，不断提高志愿服务质量，通过"四性"同步，将大爱精神与志愿服务有机结合。

一、凸显定量性，完善志愿服务机制

从 2007 年起，学校开始实施"128·3"人才素质工程，要求学生在校期间每学期至少完成 25 小时志愿服务，毕业实习之前至少完成 100 小时志愿服务。2018 年，学校重新修订了《厦门医学院大学生志愿服务管理暂行办法》，严格规定每次志愿服务小时数的计算标准。2019 年，学校出台《厦门医学院关于深入推进大学生学雷锋志愿服务制度化建设的实施意见》，通过"制度化""定量化"的规定，以大爱精神为导向，牢牢把握学生这一校园志愿服务关键主体，稳步推进学校志愿服务工作常态化发展，实现志愿服务与素质教育的良性互动。

二、凸显专业性，打造医学特色服务项目

在志愿服务全员参与的良好氛围下，我校志愿服务种类繁多，从校级到系级的志愿服务队都朝着"凸显专业特色"这个方向努力，精心打造具有医学特色的志愿服务项目。学校红十字救护技能宣教志愿服务队作为厦门市应急救援队的重要成员，连续多年参与厦门市的"5·10"防空演练，并与区红十字应急救护培训中心等社会机构、组织签订长期志愿服务协议。遗体器官捐献宣传志愿服务队是厦门高校成立的首支遗体器官捐献志愿服务队，在特殊节假日期间开展缅怀遗体、器官（组织）捐献者活动。此外，学校与厦门多家医院签订长期导诊服务协议，学生除了参与导诊服务，还积极加入医院志工部，提前了解职业，培养奉献意识。

三、凸显时代性,搭建符合青年特点与成长需求的服务平台

学校积极搭建校外平台,寻找对口实践基地,无论是全市大型赛事、会议服务,还是基层社区、乡村,都能看到学生志愿者的身影。从 2017 年金砖国家领导人厦门会晤到每年的厦门国际马拉松赛,从厦门各大养老院到学校周边各社区、街道、乡村,学生志愿者们积极主动融入社会大课堂,积累社会经验,磨炼意志品质,在志愿行动中发挥潜能、奉献爱心,增强了社会责任感,也得到了精神的升华和个人的全面发展。

四、凸显持续性,以滴水穿石的精神做实做深志愿服务工作

在遵循青年成长规律和实践育人规律的基础上,学校通过培树先进典型、开发校内志愿服务网络管理平台和实施名师引进培训计划等,有效提升了新时代青年志愿服务工作质量。同时,学校在每年五四前后开展"学雷锋月"表彰活动和校园十佳青年志愿者评选活动,给予志愿服务更多的认同与肯定,以点带面影响更多的青年学子向先进学习,投身志愿服务,践行大爱精神。

第三章 敬佑生命

必须把人民生命安全和身体健康放在突出位置,以极大的政治担当和勇气,以非常之举应对非常之事……切实尊重每个人的生命价值和尊严。

——2021 年 5 月 21 日习近平在全球健康峰会上的讲话

善是保持生命、促进生命,使可发展的生命实现其最高的价值,恶则是毁灭生命、伤害生命,压制生命的发展。这是必然的、普遍的、绝对的伦理原则。

——阿尔贝特·史怀泽《敬畏生命》

第一节 医学生与生命

医学生是我国医学事业的核心后备军,承担着振兴民族医疗卫生事业和维护全民生命健康的光荣使命。对于医学生这一特殊群体来说,生命不仅涉及自己的自然生命与社会生命、实体生命与精神生命,还涉及患者的自然生命与社会生命、实体生命与精神生命。医学的独特性规定了科技与人文是医学的两翼,医学是"人学",医术是"仁术",医生是"仁爱之士",医生的职业特点决定必须培育同时具备科学精神与人文精神的医学生。实施医学人文素养教育的根本目的就是教育学生在具备医学知识和技能的同时,还应具备敬畏生命、关爱他人的价值理念,也就是医学生的生命观。我国妇产科学的奠基人林巧稚说:我存在的场所便是医院病房,我存在的价值便是治病救人。有价值的生命观是在不浪费自己生命的同时不轻视他人的生命,更是要学会尊重生命、珍爱生命。保持对每一个生命的敬畏和尊重,是医学生应该具备的生命观。

敬佑生命可以从敬畏生命与护佑生命两方面来解读。敬畏生命是以生命为中心,以人为本,追求人的价值、保障人的权利(生命权、健康权),更包括尊重、爱护生命,以维护生命作为医学的最高使命和职责,更是培养医学生具有悲天悯人情怀、健全灵魂及大爱的基石。救死扶伤的崇高事业，首先需要对生命有敬畏之心，有敬畏才不会视生命为草芥，才会视病人之痛为己痛，急病人之所急。护佑生命则是对病人的呵护，医生是病人的守护者，需要有过硬的专业技能。培育医学生敬佑生命，不仅是医学生全面发展的要求，更是社会和时代的要求。

第二节　在系列体验式学习中敬佑生命

生命教育既是教育的前提，又是教育的追求。对医学生进行生命教育，一方面能够培育医学生尊重生命、敬佑生命的情感，激发医学生热爱医学、奉献医学事业的敬业精神，在学有所用的职业生涯中实现人生价值；另一方面能够提高医学生的从业素养和职业道德水平，有利于建立起更加和谐的医患关系，培育共同呵护生命健康的社会氛围。

近些年，各高等医学院校努力探索敬佑生命教育的有效途径，医学生敬佑生命教育，无论理论还是实践都取得了可喜的进步。很多观点认为：首先，要改革医学院校课程体系，在临床医学专业培养方案中重视人文素质类课程的设置，将敬佑生命医学伦理教育贯穿其中；其次，借助医学伦理学教学，强化敬畏生命的医学伦理教育；最后，创建富有医学特色的校园文化，融合"敬畏生命"的医学伦理教育。

厦门医学院面对教育新形势和新挑战，坚持用马克思主义理论教育引导学生，传播和践行社会主义核心价值观，传承和弘扬"大医精诚"精神，结合医学教育特色、医学专业特点和医学生个性特征，借助以"虔诚敬佑生命"为主题的生命教育，创新医学生德育工作模式，将生命教育与思想政治教育和医学人文教育紧密融合，逐步探索出一条具有医学院特色的德育工作新路径。

厦门医学院以"虔诚敬佑生命"为主题的生命教育，倡导"教师主导，学生主体"的生命教育双主体理念，在专业融合、理念引导、活动创新和制度规范方面不断得到完善，实现了生命教育的育人大格局，丰富了厦门医学院德育工作新内涵。系列体验式教育贯穿学生大学生涯，通过循序渐进、细致微观的隐性教育方式，在活动设计、活动赋义、活动体验、思想引导等方面进行全面构思，使学生从认识人的自然属性入手，去思考人的社会属性，进而意识到处理好生命与个体以及生命与社会的关系的重要性，为学生开启广阔的从医之路点亮前行的灯。

第三节 教育行动

学校将生命教育作为逻辑起点,遵循思想政治工作规律、教书育人规律和学生成长规律,通过专业引领与思想引导的方式,紧紧围绕生命体验与感悟,引导学生虔诚敬佑生命。

一、建立"一心四环"活动模式

以虔诚敬佑生命为中心,以入学教育、品牌活动、关爱志愿服务行动和主题教育为四个环节构建"一心四环"的活动模式,巧妙结合入学军训、宣誓仪式、生命教育、遗体捐献、人防演练、志愿服务、实习感悟以及清明节和国家公祭日等重要节日契机,实现教育成效的"三结合",即教育目的与学生需求有机结合、德育工作与学生学习实践有机结合、学校教育与自我教育有机结合。

二、三维度全面推进

"入学阶段—校园学习—实习毕业阶段"的全时间教育、"校内课堂—医院实习—课外实践"的全空间教育、"珍爱自我—关爱病人—奉献社会"的全方位教育,引导医学生从认识生命到热爱生命,从理解生命到尊重生命再到敬佑生命,继而救助生命、守护生命、升华生命。

三、三阶段逐级推进

第一阶段:新生军训期间,开启育人模式。在入学军训期间,把"大医"精神写进新生内心,通过宣誓仪式,让新生在铿锵誓词中体认神圣使命。第二阶段:学生在校期间,纵深推进育人工作。让生命教育进教室,让学生在专业学习中提升对生命观的理解;通过遗体和器官捐献以及厦门市人防演练等品牌活动,领跑虔诚敬佑生命教育;开展志愿服务与团日活动等常规活动,在专业特色上绽放育人光彩。第三阶段:学生实习期间,用实习毕业周记打通育人"最后一公里"。鼓励每一位实习生每周撰写实习心得体会,记录实习期间的所见所闻所思,引导他们从珍爱、尊重和敬佑的角度去对待学习与工作,去处理与病患之间的关系。

第四章　崇尚英雄

今天,中国正在发生日新月异的变化,我们比历史上任何时期都更加接近实现中华民族伟大复兴的目标。实现我们的目标,需要英雄,需要英雄精神。

——2015 年 9 月 2 日习近平在颁发"中国人民抗日战争胜利 70 周年"纪念章仪式上的讲话

第一节　当代中国医学生的英雄情怀

历史是人民书写的,而英雄是人民的优秀代表。对历史的铭记、对英雄的崇尚,是激励我们砥砺前行的强大动力。习近平总书记指出:"一个有希望的民族不能没有英雄,一个有前途的国家不能没有先锋。包括抗战英雄在内的一切民族英雄,都是中华民族的脊梁,他们的事迹和精神都是激励我们前行的强大力量。""我们要铭记一切为中华民族和中国人民作出贡献的英雄们,崇尚英雄,捍卫英雄,学习英雄,关爱英雄,勠力同心为实现'两个一百年'奋斗目标、实现中华民族伟大复兴的中国梦而努力奋斗。"在当代中国,英雄是最宝贵的财富,是最珍贵的资源,是中华民族最坚强的脊梁! 让铭记英雄、崇尚英雄、捍卫英雄、学习英雄、关爱英雄成为社会公众的引领和价值导向,国家、社会和民族就能拥有坚不可摧的基础,获得取之不竭的活力和源源不断的动力!

医学生,是中国高等教育培养中最重要的一类学生,国家重视,社会关注度高。在当前形势下,民众对于医疗服务行业有了更高的要求,医疗服务人员不仅要具备良好的专业技能,更要有良好的医德,有正义感,有担当。这就要求医学院校高度重视医学生医德水平的培养,开展医学生担当精神培育,培养医学生的英雄情怀就是其中很重要的部分。医学生基本都是理科生,大部分从中学以来就一直缺乏系统的人文素质教育,进入高校后,又由于医学专业的课业压力,人文教育匮乏甚至缺失。医学生对人文教育、思政教育选择性忽略,对他们的担当精神培育就更是无从谈起。而崇尚英雄,自古就是中华民族的传统美德,这也决定了崇尚英雄教育是医学生比较快速、容易接受的教育方式之一。基于这个特点,在医学院校中开展崇尚英雄教育是十分必要的。

第二节　让崇尚英雄成为校园风尚

一个有希望的民族不能没有英雄,一个有前途的国家不能没有先锋。崇尚英雄、学习英雄不能从医学院校中缺席,以英雄事迹和榜样为标杆,让每个医学生心中都有一个新时代的英雄梦,让崇尚英雄成为校园风尚。

一、将崇尚英雄教育融入丰富多彩的校园文化活动当中

大学校园是大学生学习和生活的主要场所,医学院校应通过形式多样、寓教于乐的校园活动,将崇尚英雄的教育渗透到校园文化的各个环节。如学工处、校团委、各系部每学期在开展系列活动时,要将崇尚英雄的内涵融入进去;每年的暑期"三下乡"社会实践,注重引导"三下乡"团队在服务内容或者活动中加入崇尚英雄元素,参观纪念馆、博物馆,聆听英雄故事,激起医学生的责任感和正义感;深入挖掘和及时报道身边的英雄故事,宣传校园内外发生在同学身边的英雄事迹,同时对社会上的非正义事件进行抨击等。

二、传承崇尚英雄精神,维护英雄声誉

一段时间在某些领域里,社会舆论还存在惩恶扬善的主旋律不分明和赏罚不清的现象,该弘扬倡导的得不到应有的弘扬倡导,该唾弃的得不到应有的唾弃,导致青年医学生在思想和行动上缺少统一明确的方向。社会对非正义行为的惩罚滞后,英雄流血又流泪的现象屡见不鲜,这往往会给大学生造成不良的影响。在这样的情况下,校园内更应当有统一坚定的声音来指导青年学生,传播正确的价值观,帮助学生明辨是非,鼓励他们关键时刻站出来为英雄发声,维护英雄。

三、在课堂中讲好英雄故事与传播正确的"英雄观"是教师的职责

让崇尚英雄成为校园时尚,给予学生正义感,不仅要靠思政教师、辅导员,更要靠广大的专业课、公共课教师。广大教师要以良好的思想道德、人格品质,强烈的社会责任感和正义感来感染和教育学生,注重在课堂上讲好英雄故事,真实、完整地再现英雄和他们的故事,引导学生树立起正确的英雄观,真正发挥好课堂思政的作用。

四、充分运用好全媒体来指导学生崇尚英雄

目前高校学生基本是"00后",这就要求我们在教育他们的过程中要充分利用他们乐于接受且接触较多的媒体、媒介等,如微信公众号、微博、校园广播、校园宣传栏等,牢牢地把握好全媒体宣传这个阵地,定期宣传各类英雄,尤其是身边的英雄,讲好英雄故事;用学生较为熟悉的微信、微博对学生进行英雄观教育;甚至可以用学生爱玩的游戏如《王者荣耀》《英雄联盟》里面的英雄角色来向学生讲好英雄故事。总之,用学生喜欢的方式让学生在潜移默化中了解英雄,认同英雄,树立崇尚英雄的观念,养成勇于担当的品格。

第三节　教育行动

一、开展融入崇尚英雄元素的校园文化活动

自2018年起,学校不断深化崇尚英雄教育,让德育增添浓厚的爱国情怀和民族精神色彩,让青年从英雄人物和时代楷模的身上感受道德风范,从自身内省中提升道德修为,树立担当意识。结合庆祝改革开放40周年、纪念五四运动100周年、庆祝中华人民共和国成立70周年等重大节点,开展清明节缅怀英烈、红色电影配音大赛、崇尚英雄微情景剧大赛、"我心目中的英雄"主题演讲等活动,引导学生不忘初心、牢记使命,深刻领悟英雄精神不仅体现在刹那间的生死抉择,也体现在经年累月的执着坚守,让每一个厦医人崇尚英雄、爱护英雄、为英雄发声,并努力成为自己的英雄。如校团委开展的"让崇尚英雄成为校园时尚"微情景剧大赛,将雷锋精神、凉山消防英雄精神等搬上校园舞台。舞台上遗体器官捐献者的感人故事、平凡而伟大的村医事迹、保护人民生命财产安全而牺牲的烈火英雄的事迹、万婴之母林巧稚首例新生儿溶血症成功救治的故事、雷锋班的乔安山在遇见车祸时挺身救助遭到误解后依然将雷锋精神传递下去的执着精神等引起全校师生的广泛共鸣!各系部每学期举办红色影视配音大赛,如2019年10月由护理学系和医学技术系共同举办的"光影英雄爱国情,声色七十岁月里"红色电影配音大赛,将那些在新中国成立过程中牺牲流血的英雄塑造在学生面前,为英雄发声。各式各样的校园活动,让学生崇尚英雄、敬畏英雄、争做英雄!

二、开展崇尚英雄、弘扬爱国主义精神的校外文化活动

学校组织学生参观陈嘉庚纪念馆以及集美鳌园,深入学习嘉庚先生

实业救国感人事迹。嘉庚精神的内涵集中体现为爱国主义精神,嘉庚先生为民族的独立解放、祖国的统一富强,特别是为发展教育事业,做出了卓越的贡献。学生在清明节自发参加了中国文明网2019年"网上祭英烈"活动,向英雄烈士献花、发表寄语,表达了对革命先烈、人民英模的崇敬之情。2019年暑期"三下乡"社会实践活动中,我校各实践队走进古田会址、才溪乡调查纪念馆、松毛岭战役遗址、红军长征出发地等红色教育基地,缅怀先烈,深刻领悟"历史不能忘记,军人的英勇牺牲行为永远值得尊重和纪念"的含义。通过参观学习,学生仿佛回到革命先烈为真理浴血奋战的感人时刻,感受到幸福来之不易,树立了担当意识,升华了爱国主义情怀。

三、搭建医学生朋辈教育平台,充分挖掘身边的英雄

发挥大学生"自我教育、自我管理、自我服务"的作用是大学生思想政治教育工作的重要内容之一,是创新提升教育理念、完善人才培养机制的重要途径。在开展担当精神培育过程中,我校通过搭建网络、班级、宿舍等多个平台,努力拓展空间、扩展领域、搭建平台,扩大朋辈思想教育的覆盖面。通过"优秀大学生事迹报告会""海西励志先锋事迹报告"等多种鼓励大学生积极上进、有益于大学生身心健康成长、广大同学普遍欢迎和接受的形式,让广大大学生来学习身边的英雄。同时,我校还将退伍大学生组织起来,成立战旗协会,旨在响应"参军光荣"的号召,也让退伍大学生仍能以军人的标准规范自己,用他们的言行举止来影响身边的同学,让每一名退伍大学生在校园内都成为一面流动的"战旗"!

四、充分运用全媒体宣传来讲好英雄故事

传承崇尚英雄的精神,关键还要讲好英雄故事。从2018年起,学校官方微信公众号、官方微博等发表大量的关于崇尚英雄的原创、转载文章。如关于凉山消防英雄、守岛英雄王继才、女飞行英雄余旭、创造中国歼击机安全飞行纪录的王文常的生活故事,告诉学生英雄也是有血有肉有亲情的普通人,每个人都有机会成为英雄。通过课堂融入、全媒体媒介宣传,真实、完整地再现英雄和他们的故事,在缅怀中唤醒记忆,在表达中传递真情,点燃学生们心中的精神火炬,激发全社会的爱国情怀与英雄精神。

上篇 医学生担当精神培育体系探索

下篇

医学生担当精神培育实践

第一章　担当使命

王阳明先生指出,知者行之始,行者知之成。医学生担当精神培育的理念认识必须落实到学生的教育实践中,并且在实践中不断检验修正。厦门医学院围绕医学生担当精神培育,设计开展了丰富多彩的教育实践活动。

第一节　晓之以理,提高大学生担当精神的认知能力

一、"三结合"教育模式在读书社中的实践

(一)案例综述

2019 年 3 月 18 日,习近平总书记主持召开学校思想政治理论课教师座谈会并发表了重要讲话,充分体现了党中央对培养德智体美劳全面发展的社会主义建设者和接班人的高度重视,充分表明了党中央对办好思政课和进行思政教育的鲜明态度和坚定决心。成立高校理论读书社,我们必须思考:在技术发展日新月异的网络时代,我们该如何认识读书的价值? 怎样让读书成为一种生活方式? 在民族复兴的路上,如何让书籍助力我们前行的脚步?

习近平新时代中国特色社会主义思想读书社(青春之歌社团)成立于 2017 年,是在本校党委分管领导牵头,马克思主义学院老师的指导下成立的,是在自愿平等的基础上学生参与组成的全校性青年学生读书社。2017 年以来,在读书社社团宗旨"阅读·进步·和谐"的指导下,我们"多读书,读好书,好读书",用我们社团的口号"每天坚持阅读二十分钟"鼓励社员积极自主地阅读,并开展形式多样、丰富多彩的社团活动。读书社通过各种方式传递正能量,旨在弘扬和践行社会主义核心价值观。

(二)案例解析

1. 思路与理念

读书社的创新之处在于"三结合"的教育模式,即线上与线下相结合、

理论与实践相结合、管理与自治相结合。读书社充分发挥马克思主义学院的优势资源,动员广大一线教师进行管理与指导,汇集一批功底扎实的学生,逐渐锻炼他们的自治能力;紧密围绕习近平新时代中国特色社会主义思想开展相关理论阐释,着力发挥理论宣传作用,通过读书会、宣讲会、报告会、社会服务等不同形式,广泛开展习近平新时代中国特色社会主义思想的宣传,通过理论和实践全面服务于高校学生的思想政治教育工作;并运用微信公众号、微博、QQ 等相关网络平台打造自媒体,结合线上和线下开展相关活动,实现线上线下的有机融合。在同学们的广泛关注下,起到宣传作用的同时,达到朋辈引领的作用。

2. 设计与实施

(1) 线上与线下相结合

一方面,线下精彩纷呈的理论活动与实践活动顺利开展的同时,不忘运用线上的网络平台进行宣传,不忘同辈引领,不忘薪火相传。

习近平新时代中国特色社会主义思想读书社运用的"互联网＋思维"代表了一种新的教育模式。《国务院关于积极推进"互联网＋"行动的指导意见》指出,互联网在社会各领域的应用可以使得教育资源多元化和均衡发展,能够让教育资源不断优化,使得受教育群体能够享受到更加公平、高效、优质、便捷的服务。"互联网＋"为改革、创新、发展提供了更多的网络平台。通俗地说,"互联网＋"并不是简单的两者相加,而是利用信息通信技术以及互联网平台,创造新的教育发展生态。

随着科技的进步,人们获取信息的渠道已经从报刊电视等发展到新媒体,创建一个微博、微信公众号、QQ 群等用于宣传必不可少。平台宣传内容包括读书社的阅读心得分享、实践活动的报道宣传,与线下课程和活动相结合。这些网络平台可以让参与者随时随地了解活动情况,有兴趣的人也可以通过平台进行互动,甚至加入团队。网络平台加深了青年对习近平新时代中国特色社会主义思想的认识,提高了思想境界、开阔了阅读视野,使广大青年了解了如何成为一名有思想、有责任、能够立鸿鹄志的优秀青年。

学生们读书、研讨、思考,用 QQ 群等各种新媒体交流分享心得、探讨热门话题。读书社鲜明活泼的特色,吸引了众多学生。学校有众多的社团,每年新生入学时,都是各社团积极吸收新鲜血液的时期,各社团的纳新盛况被同学们戏称为"百团大战",而我们的理论读书社则是最受欢迎的。

另一方面,"互联网＋"时代,读书要有"阅读链"。

阅读纸质书的同时,不要忘记电子书。碎片化的时间,用于碎片化的阅读。但是,如果能够用自己的思路加以链接,就不是碎片化的知识,而是一个富有个性的整体了。

随着智能手机的普及,"互联网＋阅读"越来越成为一种大众化的阅读新形式。早些年"忙听书、闲看书",即忙碌的时候,可以用听书软件听一些轻松的书,比如名人传记,把眼睛解放出来;放学或者双休日的空闲时间,则可以端坐书桌前,读读学术性强的纸质书。这样既"听"又"看",可以增加阅读量。最近,相对于手机阅读,专家又建议"行听书、坐看书"。现在外出时,很多人不一定会带书报,但手机是非带不可的。因此,在赶路或者散步时听书,坐下来时看看在读书软件上下载的书,同样可以完整地看各种图书。

利用"互联网＋"的方式阅读社会这本大书,也是今天的读书社社员们应该学会的。作为理论读书社社员,关注一天中的重大经济新闻是必要的。欧阳修说,文章构思有"三上",即马上、枕上、厕上。现在有了智能手机,更是如此,手机里的"备忘录"经常是记录写作或者发言提纲的地方。早晨可以一边洗漱一边听书,可以按照个人喜好选择内容;早餐要花25到30分钟,可以听《中国之声》,了解经济新闻与经济评论;在午休之前,又可以通过浏览微博与各新闻客户端,进一步加深对广播中新闻的理解……这就是"阅读链"。

在互联网时代,读书更可以共享。同学们会把书中的一些精彩观点发在交流群里。比如一本小说中有句话很精彩:电线杆在太阳底下也有阴影,但这是最小的;毒蘑菇占地面积小,但阴影却非常大。这让我们联想到一些党政机关、国有企业"家族式腐败"的严重性,也警醒人们当下反腐败工作的重要紧迫性。除了分享阅读的书籍之外,同学们还会把正能量的新闻、让其感动和自己创新的好文章好句子发在平台上和大家共享。

（2）理论与实践相结合

读书社旨在提升大学生理论素养,鼓励学生知行合一。读书社通过组织大学生研读经典理论,把学习理论同坚定理想信念和培养爱国情感、回报国家结合起来,构筑学生的精神支柱。读书社成员通过实践,通过思考,逐渐建立了对马列主义、毛泽东思想和中国特色社会主义理论体系的忠诚,对中华民族伟大复兴事业的忠诚,学校以此实现第一课堂和第二课堂的有益互补,努力将学生培养成为适应社会主义现代化建设的合格人才。2018年度社团开展的活动,就充分体现了理论和实践的结合。

一是精彩纷呈的活动。

社团每次活动都有其特定的意义,不仅让大家在活动中学习、感悟人生,而且促进大家交流,共同提升认知水平。每天进步一小点,十天进步

一大点。就在一次次活动中,大家都有了不少改变和进步。活动内容示例如下:

首先,读书活动每半个月一次。

阅读《习近平讲故事》《走在学习路上》《平易近人:习近平的语言力量》《习近平用典》《习近平谈治国理政》《平天下:中国古典治理智慧》《新理念新思想新战略80词》《学习关键词》《在北京大学师生座谈会上的讲话》等并展开研讨。

其次,大型主题活动每个月一次。

关键词一:奉献、敬业。2018年3月28日,举行学雷锋活动。

关键词二:爱国。2018年4月26日,举办"醉美人间四月天"庆祝改革开放四十周年朗诵大赛,分为初赛、复赛、决赛。

关键词三:富强、民主。2018年5月8—15日,举行"唱响主旋律,颂歌献给党"五四青春之歌活动。2018年5月18日,社团负责人张帆老师在湖里区金海社区开展庆祝改革开放四十周年专题讲座。

关键词四:文明、和谐。2018年6月,举办环保活动。

关键词五:自由、法治。2018年7月14日,深入厦门集美区侨英街道叶厝社区宣讲习近平总书记关于全面推进依法治国的重要论述,并为社区居民演示急救措施和免费测量血压。

关键词六:平等、公正。2018年9月27日,开展"新思想、新青年、新作为"读书会。学习领会党的十九大精神,相互交流探讨读书心得体会。

关键词七:爱国、诚信。2018年10月,习近平新时代中国特色社会主义思想读书社(青春之歌社团)发起"讲好中国故事"活动。

关键词八:敬业、友善。2018年11月22日读书活动:读《习近平的七年知青岁月》,做有时代担当的新青年。

关键词九:社会主义核心价值观。2018年12月,举办社会主义核心价值观手抄报制作大赛。

二是别出心裁的"妙语撷英"环节。

我们每次活动开始前,会在PPT上打出本周的"妙语撷英",即各种与学习、生活、人生相关的句子,让社员抄写在读书社统一发放的笔记本上。接着由主持人进行讲解,大家分享自己的看法。

三是丰富的图书借阅资源。

马克思主义学院拥有自己的小小图书馆,现已存有各类图书上百本,供社员们免费借阅。这些藏书是我们的精神食粮。

四是"整齐划一"的主题写作。

我们社员的写作规划是每月一篇小结或者主题写作,每学期一篇读后感或一篇观后感。通过写作,大家相互学习,共同进步。

五是"照亮心路"的读书角。

为了让更多的人了解读书社、认识读书社、参与到读书活动中来,我们开办读书角,由副社长把活动通知和阅读资料贴在读书角宣传栏上,一是作为读书社社员的文化养料,二是向广大师生宣传读书社,更是宣传读书,让大家驻足阅读,和读书社一起提升正能量。

六是"一显身手"的社会实践。

2018 年 3 月,社团举行学雷锋活动,康复班的同学们为全校师生进行义务理疗,并提供咨询服务。2018 年 7 月,社团组建依法治国宣讲团,由 5 名专业教师和 14 名来自青春之歌社团的学生组成实践团队,深入厦门集美区侨英街道叶厝社区宣讲习近平总书记关于全面推进依法治国的重要论述,并为社区居民演示急救措施和免费测量血压,在受到社区居民好评与认可的同时,同学们也坚定了未来的职业发展方向。

(3)管理与自治相结合

其一,有力的管理和保障措施,为读书社活动的顺利开展保驾护航。

首先,领导保障。学校党委给予高度重视,加强领导,精心部署。党委分管领导牵头负责,宣传、学工、团委、马克思主义学院等部门协同参与,由马克思主义学院主任负责,一名专职教师具体负责,经常听取工作情况汇报,及时解决工作开展过程中出现的困难与问题,推动社团建设深入开展,不断取得实效。

其次,经费、师资、场地等保障。学校党委积极为读书社建设创造良好条件,每年给予 5000 元经费支持,保证读书社能够顺利开展各项活动。指导教师教学经验丰富,对于开展第二课堂有很独到的见解和很强大的号召力。活动场地有保障,有专门的会议室,还有图书馆,作为周例会和读书活动的场地。

最后,激励保障。活动中,对表现优异的同学予以表扬表彰;对于主要负责人,每学期按照表现进行表扬表彰;就表现优异的学生情况与其辅导员进行及时细致的沟通、交流,争取推优入党时给予优先考虑。

其二,学生高度的自治能力,为读书社的精进扬帆起航。

读书社每两周开一次骨干碰头会,参加人一般有社长、副社长、秘书和助理。会议的内容主要包括:前两周活动的总结、未来两周活动准备工作的安排、每月小结的完成情况、工作中出现的困难和问题以及解决办法的探讨。鉴于学生们时间紧张,为更加有效地开展工作,骨干碰头会每次开会前,社长都会准备好会议内容,并发布到读书社空间以及社长群里,便于大家提前准备。这既提高了开会效率,也提高了开会质量。很多事务性的工作也随时发到读书社 QQ 群或者微信群，便于工作更有实效性地开展。

3. 主要成效及经验

著名教育学家苏霍姆林斯基说过：让学生变聪明的方法不是补课，不是增加作业量，而是阅读，阅读，再阅读。由此可见，作为教师，教学生学会书本上的知识，那是把本职工作做好了；而教会学生进行课外阅读，使学生具有课外阅读的能力，才算是真正做到了为学生终身发展负责。

一个人的精神发育史就是他的阅读史，理想的教育应该重视让学生与书本为友，与大师对话。在新课改背景下，在"互联网＋思维"中，开展理论读书社活动，提高了思想政治教育教学质量的实效性，也进一步推进了校园文化建设，促进了学生个性发展。真实的读书活动让每一位学生与书为伴，养成好读书的习惯。目前读书社的开展初步见了成效，收获了经验：

（1）有助于学生形成良好的道德品格和健全的人格

学生大量阅读，体味关于爱、友谊、忠诚、勇敢、正直乃至爱国主义等永恒的人类精神，从而开启自己的内心世界，激荡起品味人生、升华人格的内在欲望，达到"此时无声胜有声"的效果；实践活动也促进学生独立、自然地成长，其效果远胜于教师口干舌燥的说教。读书社 2018 年暑期社区实践活动中，同学们仍然记得群众的话：希望你们都能成为一名好医生。这句话带给大家的是一种肯定，更是一种责任。当时不少社员频频点头，这是承诺，也是理想。

（2）开发学生的学习潜能，发展个性

积极创造条件，指导学生多读书，并引导学生采取多种形式交流读书心得，让他们在实践中自主地获取知识，形成能力。近几年，读书社的成员已成为班级的排头兵。思想的进步带来了积极的综合效应：一是"三热"，即读书热、入党热、考研热；二是"三多"，即优秀学生干部多、入党积极分子多、学生党员多；三是"三好"，即学生思想认识好、组织纪律好、综合素质好。

（3）培养了学生自主学习的良好习惯

学习的根本目的是让学生学会学习，促进人格与个性全面发展。从这一理念出发，学生的主体地位必须得到保证，自主学习习惯必须得到培养。读书社大力开展读书活动，让学生自己去获取，去探求，去寻觅，去掌握，从而感受读书的乐趣，激发更强烈的读书欲望，最终形成习惯。读书社成立了与热点问题、重大事件相联系的活动策划组，专门负责重大活动开展前的调研、策划，活动开展中的引导、协调，活动结束后的总结、交流。

（4）提高了学生的信息素养

当今社会是信息化、全方位开放的社会，学生接收的很大一部分信息来源于课外。要引导学生充实自己的认知世界，就必须借助于课外阅读，让学生涉猎多种科目。临床专业大二女生雅婷是社团骨干，她说自己平时对书本上的专业知识学习比较多，对课外信息、知识了解不够。现在，她担任读书社副社长，每天要浏览大量的国内外新闻，分析筛选出最重要的事件，制作成"新闻周周看"宣传板，供同学们浏览学习。她表示："这个过程让自己对时事政治的认识提高了不少。"

（三）思考与建议

首先，继续发展"三结合"教育模式在理论读书社中的实践。充分发挥马克思主义学院的资源优势，紧密围绕习近平新时代中国特色社会主义思想进行相关理论阐释，着力发挥理论宣传作用，通过读书会、宣讲会、报告会、社会服务等不同形式，广泛开展习近平新时代中国特色社会主义思想的宣传，落实高校学生思想政治教育工作。

其次，在"互联网＋"背景下，更合理有效地运用网络平台，完善平台的项目和内容，并精细到位地落实，与时俱进地更新。运用网络平台进行宣传和互动交流，在理论读书社实践中摸索出一条清晰而有特色的路径。

再次，要开展丰富多彩、生动活泼、主题鲜明的读书活动，要将志愿服务、文明共建等活动结合起来，学习贯彻习近平新时代中国特色社会主义思想，积极传播党的先进思想，并有计划有步骤地开展活动。同时加强宣传，为社团吸纳新鲜血液。

最后，确保读书活动有形式、有内容、有效果，使朋辈引领作用更见成效。多开展实践性活动，帮助社员将所学习的思想转变为实践，引领更多青年人。让加入读书社时间较长且有一定习近平新时代中国特色社会主义思想理论基础的成员带领新成员学习，为他们解惑，且进行朋辈引领。

（张　帆）

二、弘扬传统中药文化　担当时代传承使命

（一）案例综述

国家中医药管理局于 2014 年 11 月启动全国中药特色技术传承人才培训项目，明确传承要义：对中药人来说，传承学习不仅是知识的传承、技术的传承，更是中医药文化的传承、现代中医药技术手段的传承。近年来，中央提出以全民健康促进全面建成小康社会，打造"健康中国"的发展目标，并多次从国家层面推出中医药产业扶持政策，大力推动中医药事业发展。党的十九大提出"坚持中西医并重，传承发展中医药事业"，既

肯定了近年来中医药事业迅猛发展的伟大成就，又体现了中医药挺起了腰杆，在振兴和发展中医药的进程中，比历史上任何时期都更有信心和能力，也凝聚了新时代中医药发展理论和实践的双重创新。

药学系依托中药教研室、中药协会每年开展"岐黄携本草，国药永相承"标本展活动，创意展现中草药之美；结合本地中药文化，参加厦门海沧青礁慈济祖宫中药文化体验志愿者活动，宣传中药知识；开办中药鉴定调剂技能比赛、中药显微鉴定基本技能比赛、"神农争霸"中药知识竞赛等知识、技能竞赛，完善中药人才培养与创先争优机制；强化校企合作，以社会需求为导向，通过专业实习提高学生专业认知水平和社会实践能力。

（二）案例解析

1. 案例思路与理念

通过开展一系列知识竞赛、技能竞赛、宣传展览、志愿活动，帮助中药学子"扣好第一粒扣子"，深谙弘扬传统中药文化的时代使命，成为传承与创新并重的学科人才，塑造"坚守匠心"的人格品质。

（1）传承弘扬传统中药文化

中药文化有着数千年的悠久历史，其底蕴十分丰富。中药在中国古籍中通称为"本草"。中医药是中华民族优秀的传统文化，中医药学是中华民族发展繁衍过程中形成的独特医学科学体系，有完整的理论体系和丰富的临床实践体系。系列活动培养了大学生对中华民族优秀传统中药文化的价值自信，提升了大学生对中华民族优秀传统中药文化价值的情感认同。

（2）培养传承与创新并重的学科人才

中药学科高技能型人才的培养应突出"传承与创新"的内涵，这就要求教师在教学过程中发挥主导作用，尤其在技能实践方面适时适度地引导学生，真正成为中药专业知识和技能的传播者、设计者、组织者、管理者。教师指导学生参加中药知识、技能竞赛，借助较完备的实验、实训条件，提高学生实践能力、就业能力。加强与中药企业合作，使学生有机会进入实践领域，获得真正的职业训练和工作体验。

（3）塑造"坚守匠心"的人格品质

"工匠精神"的内涵在于精益求精、严谨、耐心、专注、坚持、专业、敬业。通过中药标本制作、中药鉴定、中药炮制等中药传统技能竞赛，注重对学生技能的考核，强化学生专业技能，培养学生敬业精神，促使学生形成爱岗敬业和勇于奉献的高尚品格。培养学生的工匠精神，就要充分发挥教师的引导作用，通过教师引导示范向学生传递工匠精神。

2. 案例设计与实施

(1)"神农争霸"中药知识竞赛

为传承和弘扬中药文化知识,激发同学们学习中药知识的热情,中药协会已举办4届中药知识竞赛。比赛筹备小组克服困难,开动脑筋,设计灵活有趣的比赛环节,将信息化教学系统应用于比赛环节,取得了较好的效果。竞赛涉及中医基础理论、中医诊断学、中药学、方剂学、中医经典著作知识。药学系中药协会开展形式多样的各类活动,为中医药知识文化的传承传播贡献力量。

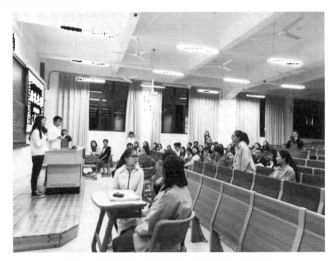

图1 "神农争霸"中药知识竞赛初赛现场

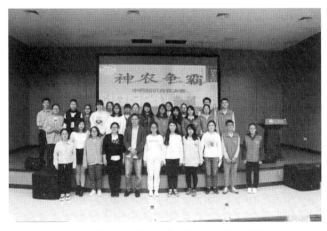

图2 "神农争霸"中药知识竞赛决赛现场

（2）系列标本制作和标本展活动

为宣传普及中药文化,展示中华民族中药文化特色,激发学生对中药的兴趣,增强学生学习和传承中华民族优秀中药文化的意识,药学系中药协会在鲍红娟老师的指导下,举办"岐黄携本草,国药永相承"系列标本制作和标本展活动。参加人员细心挑选在鲍老师带领下在百草园采集的野花野草标本,行云流水的笔触和标本的结合使作品跃然纸上。后由协会工作人员拍照进行网络投票,并保存作品至展会当天进行线下展出。活动在传承中医药文化、普及中医药知识的同时,激发了参与人员与标本展参观者的学习兴趣,巩固了其专业知识,提高了其创新能力,培养了团队合作精神。

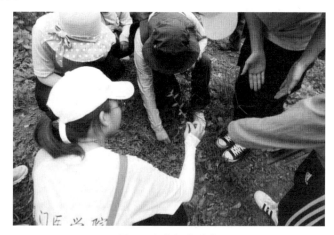

图 3　中药标本采集

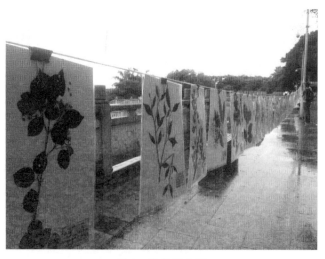

图 4　中药标本展

（3）中药技能竞赛

传统技能竞赛包括中药鉴定、显微鉴别技能、炮制技术、调剂技能等。中药教研室教师紧紧围绕专业培养目标，积极探索，开发设计有利于中药学专业学生传统技能培养的比赛项目；在信息化教学技术开发项目成果的帮助下，节省了比赛评分时间，提高了比赛的公平度与透明度。教师及时总结比赛结果，认为学生认药的基本技能有待进一步夯实，灵活处理问题的能力有待提高。技能竞赛提升了同学们学习专业知识的兴趣，同时也提升了他们的技能水平，使他们更加适应社会对中药岗位的要求；同时也促进了我校特色专业中药学专业的建设，提升了中药学专业人才培养质量。

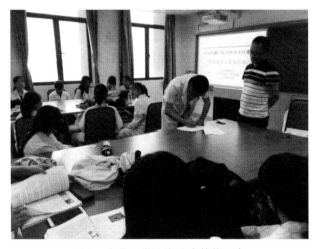

图 5　中药显微鉴定基本技能比赛

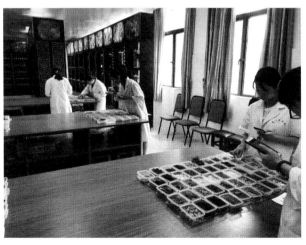

图 6　中药鉴定调剂技能比赛

（4）宣传普及志愿实践活动

结合暑期"三下乡"社会实践、党支部活动、志愿活动开展厦门医学院药学系健康义诊活动、季节性用药及安全用药知识宣传普及活动、厦门海沧青礁慈济祖宫中药志愿者活动。志愿者活动秉承着"不忘初心、牢记使命"的理念，将中草药知识以多样化形式展现出来，在传播中药文化的同时，扩大了人们对中医药的认识；同时志愿者们也将自身知识灵活运用到了上述活动中，做到了学习与行动上的统一，将中药文化发扬光大。

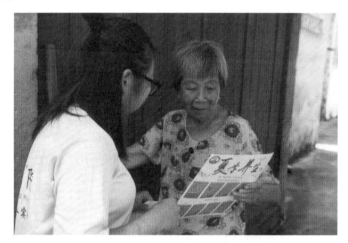

图7　实践队开展夏季安全用药知识宣传

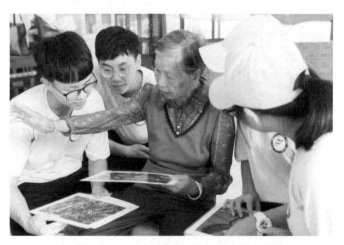

图8　"半夏"暑期"三下乡"实践队与村民交流中药使用经验

（5）校企合作

药学系与厦门市中药企业开展校企合作，向企业输送的往届实习生、毕业生吃苦耐劳、善于学习、认真负责,出色地完成了各项工作任务。企业给予药学系实习生高度好评,希望今后药学系能输送更多优秀实习生。双方针对公益志愿活动、实习生管理、毕业生动态跟踪等一系列议题进行深入沟通和对接。药学系将进一步加强与实习单位的交流与合作,以社会需求为导向,通过专业实习提高学生专业认知水平和社会实践能力;进一步加强社会主义核心价值观教育,将教书与育人相结合,努力培养出更多有道德情操、有扎实学识、深受行业好评的应用型人才。

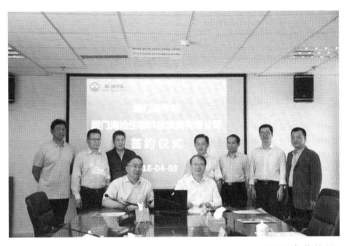

图 9　我校与厦门海沧生物科技发展有限公司签署战略合作协议

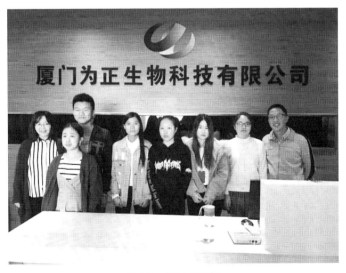

图 10　实习点巡视

(三)思考与建议

中药文化及传统技能的传承、中药专业人才的培养任重道远。2014年国家中医药管理局根据《医药卫生中长期人才发展规划（2011—2020年)》和《中医药事业发展"十二五"规划》,启动了全国中药特色技术传承人才培训项目,目的在于培养一批热爱中医药事业、理论功底扎实、实践经验丰富、技能精湛的中药特色技术传承人才。青年大学生不仅应该练就过硬的专业知识本领,更应承担起传承优秀传统文化的时代使命,对待中华民族传统文化做到批判继承,取其精华、去其糟粕,古为今用、推陈出新,使中华民族传统文化与当代社会相适应,与现代文化相协调。

学校举办一系列知识竞赛、技能竞赛,开展宣传展览、志愿服务等活动,帮助中药学专业学子树立传统中医药文化自信,培养他们对传统中药文化、技能的情感态度;在实践中培养大学生"工匠精神",将精益求精、专注、创新的工匠品质不断渗透进当代大学生心中,转变为大学生内在的品性,促进大学生全面发展。以赛促学、以实践促学,进行培养模式的改革,实现从"以教师为主体"到"以学生为主体"的转变。在这个过程中教师传授必要的基础知识,同时要注重教授学习方法和激发学生求知欲望,使学生能用获得的学习方法来自主学习和探究。另外,通过认知实习、专业调查、实验课、毕业实习等多环节加强大学生创新意识的培养。

系列活动将大学生弘扬传统中药文化、传承传统中药技能的时代使命深植于优秀传统文化的厚土中,使中药学专业青年学生知行合一,常怀匠心,勇于、敢于更善于担当中药学传承使命。

（周佳琪）

第二节　动之以情,提升大学生担当精神的培养水平

一、"单曲循环"就可以不做选择吗?

(一)案例综述

A君,家中独子,父亲经商,高考复读,因意外事件与本科失之交臂,来到大专就读。刚进大一,父亲已为其工作铺好路,他自认为人生犹如单曲循环,枯燥而乏味,被同学唤为"躺平圣祖"。在校期间,A君不参加任何集体活动,考试分数60分就够,对任何事务都提不起兴趣。大一某天,辅导员老师发现A君暑期社会实践造假,向其了解情况并加以引导。辅导员通过谈心、现场观摩、教育促动等方式,帮助A君重新定位大学生

活,找回人生乐趣和意义,最终协助 A 君从一名普通同学走向班长岗位。大三学年,A 君参军入伍,顺利踏上精忠报国之路。

（二）案例分析

1. 对 A 君暑期社会实践造假的链接及思考

案例回顾:一天,辅导员老师给学生做暑期社会实践动员后,发现 A 君手中拿着已完成暑期社会实践的单位证明,通过谈心了解情况后得知:A 君父亲利用其社会关系,提前帮他做好了暑期社会实践证明。

案例链接与思考:这一问题,表面看来是 A 君原生家庭问题,但辅导员与 A 君父亲沟通后发现:A 君暑期社会实践造假实属 A 君自身问题。首先,A 君以"任务化"的态度对待、完成一切事务,缺乏对事务本身的体验感和获得感;其次,A 君对父母的依赖度过高,虽然进入大学,但生活未受挫折,缺乏成年人应有的担当;最后,A 君高考失利后,自暴自弃,缺乏人生定位。为了帮助 A 君重新树立自信,A 君父亲提早给他的毕业之路做了安排,A 君对父亲的安排不赞同也不反对。

2. 对 A 君"躺平圣祖"名号的链接及思考

案例回顾:A 君在校期间,不参加任何集体活动,但从不缺课;日常行为规律,教室—食堂—宿舍三点一线。在针对暑期社会实践造假问题的谈话过程中,A 君情绪平稳,对父亲的做法无任何情绪反馈,对辅导员的疑问也以正常化模式反馈。

案例链接与思考:"躺平青年"是部分当代大学生的代名词,有着"不争""不抢""不规划""随遇而安"的性格特点,只顾眼前的舒适,回避长久的人生规划和追求。A 君表面上确实符合"躺平青年"的各项指征,但 A 君自我约束力强,能做到上课从不缺课,且日常行为规律,不受其他同学的负面影响,在校仍能保持自律,说明 A 君有内在底线和追求,不是完全意义上的"躺平青年"。

（三）案例解析

1. 案例思路和理念

A 君自认为人生已被安排好,且对今后的人生轨迹无任何思考,认为人生就是进行"单曲循环",且在这种"单曲循环"下,不会有其他选择出现,更无须担心做选择而带来的困扰。但是,在复杂多变的形势下,A 君的"单曲"能否顺利完成"循环"过程? A 君的"单曲循环"是否真的意味着无须做选择? 显然,答案是否定的。对辅导员而言,靠单纯的说教形式完成对 A 君的思维逆转已不可取,因为说教形式已无法触动大学生心弦。作为一线教育工作者,辅导员要明晰自身的定位,即从协助者的角度,帮助 A 君看清自身问题;从管理者角度,创造条件帮助 A 君合理定位;从教育者角度,鼓励 A 君承担责任。为此,辅导员努力从以下两个维度加以引导。

（1）从人生规划维度加以引导

A 君几乎无任何人生规划。在学校里,A 君目标定位低,仅限考试通过拿毕业证,并因此出现系列"躺平青年"体征,甚至出现暑期社会实践造假问题。目标是行为的动力,缺乏目标,人生也就失去了为之奋斗的动力。因此,从人生规划维度加以引导,目的是激发 A 君的人生动力,让 A 君找到自己的人生定位,并为之努力、为之奋斗。

（2）从责任担当维度加以引导

对 A 君而言,他长期在父母的羽翼下成长,缺乏责任和担当意识,虽然生理已成年,但心智却未成年。培养 A 君的责任和担当意识,目的是让 A 君有种成长的蜕变感,帮助 A 君心灵更快、更好地成长、成熟,从而对人生进行更好的规划并付诸实践。

2. 案例设计与实施

（1）以团学活动为载体,实践育人为路径,社会实践为抓手,培养 A 君的责任和担当意识

首先,以社会实践为抓手,树立可量化指标。以 A 君暑期社会实践为契机,树立可量化的实践指标,即要求 A 君利用暑期社会实践,采访 10 名孤寡老人。其次,以量化指标为基础,引发 A 君思考,培养他的兴趣。根据访谈的指标,结合社会热点问题,要求 A 君提出切合实际的解决方案,逐步帮助他在思考中培养解决问题的兴趣。最后,根据 A 君的思考,引导 A 君解决教育问题。根据 A 君提出的解决方案,鼓励 A 君在班级管理中运用其相关观点,从而更好地培养 A 君的社会实践能力。

（2）以实践促角色的内化和责任担当意识的提升

一是在班级设立兴趣小组,兴趣小组对 A 君社会实践存在的问题,提出解决对策,并进行内部讨论,形成观点较为成熟、理性的方案。一方面,兴趣小组可以让 A 君体验到参加活动的成就感;另一方面,讨论可以诱发 A 君进一步思考和探索,激发、带动整个团队的创造活力。二是鼓励 A 君所在班级执行班委替换制。班委工作是学生活动的重要平台,长期固定的班委团队会造成思维的固化和效率的低下。实行班委替换制,一方面不仅让"成为班委"成了 A 君在班级的一个实体目标,且有助于班级学生形成内部竞争机制,有利于班委团队实力的壮大;另一方面,有助于像 A 君一样的普通同学通过系列学习、努力,加入班委团队。三是鼓励 A 君加入班委团队。班委是班级的领军人物,加入班委团队,有助于

A君在班委角色中更好地内化角色认知,提升他的责任感和担当意识。

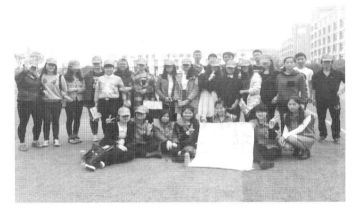

图 11　A君带领班级同学参加学雷锋志愿服务活动

（3）以角色促实践,激发 A 君活力;以人生规划为抓手,帮助 A 君树立积极的人生观和乐于奉献、拥有大爱的价值观

A君成功进入班委队列后,辅导员加紧对其进行人生观和价值观的引领和培养教育。首先,辅导员向班委宣传人生规划的意义、方向,并要求班委书写"人生规划书"。通过班委自身的体验和行动,要求班委内化于心地向普通同学传达"人生规划"思想,发挥学生间的朋辈效力。其次,辅导员向学生教授"人生规划修整步骤",并建立宿舍成员督导制和班级团队互助制,督促"人生规划修整步骤"的落实:要求学生将自身的人生规划对照现实状况和实践体验,每周、每月修整计划,让人生规划不空谈、不挂墙。最后,把责任和担当意识与人生规划有机结合,并将其融入人生规划的各个环节和各个步骤中去。在班级打造"我言必行,我行必担"系列活动,结合社会实践各个环节,鼓励 A 君在人生规划的各个环节,体现出责任和担当的精神和情怀。

3. 工作实效和经验

（1）工作实效

A君改变了大一时的精神面貌,各方面积极上进、有主见。大二担任班长,积极参加集体活动,成功策划两个大型的社会实践活动。大三放弃了父亲为其安排的工作,参军入伍,在部队中进一步成长、历练。

（2）工作经验

青年大学生素质普遍提升,简单的说教、主题教育已无法满足他们的需求。唯有让学生实践历练、用事实说话,方能触动学生心弦,诱发学生

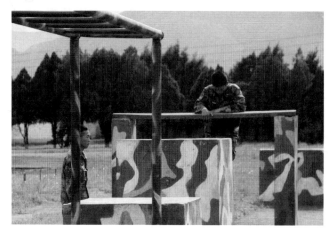

图 12　参军入伍　报效祖国

思考,激发学生活力和创造力,才能让教育发挥出无声的育人功效。

(林丽境)

二、担当精神培育使命担当:以"五心"引领医学生树立博大理想

(一)案例综述

1. 案例背景

2018 年 9 月 1 日,那是 2018 级新生注册报到的日子。一个穿着相当简朴,身上背个蓝色书包,皮肤黝黑,走路有尖足、划腿现象,语言表达理解能力稍差的东北女孩来注册报到,她就是 2018 级健康管理专业的刘同学。

刘同学患有轻度脑瘫,从她一入学,医技系党总支书记叶怡仙老师、行政主任赵海军老师、辅导员施伟老师就到她宿舍走访。该生家境特别困难,父亲患有尿毒症以及糖尿病等多种并发症,母亲务农,属于建档立卡贫困户。

2. 案例经过

刘同学语言表达能力较弱,智力也比普通学生稍差一些,入学之后偶尔有迟到、旷课现象,喜欢周末去沃尔玛超市兼职,专业课几次单元小测验存在不及格现象。辅导员施老师先后找她进行过几次谈话,主要以警示为主,提醒她充分重视专业基础的重要性,并且一定要协调好兼职和学习的关系。每一次谈话都是辅导员说她听,过程比较顺畅。通过她身边同学的反馈,辅导员也侧面了解到,她后来对上课、作业也都认真重视。

大一放寒假期间,该生在吉林老家晕倒两次,吉林省人民医院诊断为

致密化不全心肌病、心律失常-阵发性心房颤动、贫血（轻度）。寒假期间，该生就与辅导员频繁联系，希望一开学就回学校上课。在辅导员多方劝导下，该生在吉林省人民医院就医住院1个月。因为担心达到休学条件，她从医院开具了相关药品后返校就学。

回到学校后，党总支书记叶怡仙老师、辅导员施伟老师和刘同学母亲及刘同学本人在办公室进行长时间交流。该生坚持认为自己被误诊，但又不希望学校帮她预约厦门市心脏中心医生诊治；坚持要回学校读书，但又不同意办理体育免修。

（二）案例解析

1. 案例思路与理念

我们医学院要培养对国家尽忠、对父母尽孝、对单位尽责、对病人尽心的医学人才。我们要让大学生树立"阳光、大气、善良、感恩"的做人理念。我认为成为一名辅导员很光荣，作为一名带300名学生的辅导员，我要面对300种不同风格的学生，也要面对300种不同风格的家长，所以辅导员工作要有"五心"，分别是"爱心""责任心""信心""热心""耐心"。

2. 案例设计与实施

一是用爱心感化刘同学，帮助她解决实际生活困难；二是用责任心营造班级良好的学习氛围，对于她较薄弱的科目，安排学生给予一对一帮扶；三是用信心推动其学业成绩稳中有进；四是用热心解决学生疑难杂症，赢得信任；五是用耐心打开学生心灵之窗，沁人心脾。

3. 工作实效与经验

（1）爱心是辅导员工作的立身之本

习近平总书记指出："爱是教育的灵魂，没有爱就没有教育。"虽然2018年是我当辅导员的第一年，但我用爱心关怀着300个学生。在工作中，辅导员也承担一定量的教学工作，无论是对于教学工作还是学生管理工作，我都将爱心作为安身立命的本源，积极履行教师的责任和使命。在教学工作中，面对刘同学，我会在课堂上特别关注其课堂表现，与其互动。刘同学家境贫寒，开学之后都舍不得购买轻薄的被子，得知情况后，我向学校申请给予发放棉被。开学后，我考虑到其家境困难，主动为其申请新生临时特困补助800元、厦门市卫计委关工委关心下一代慰问金1000元、帮助该生申请国家助学金并顺利获得国家一等助学金（每学年4000元）、寒假返乡车费补助。

正是这份爱心的投入，使刘同学感受到来自学校的关怀、辅导员的温暖、同学们的关照。

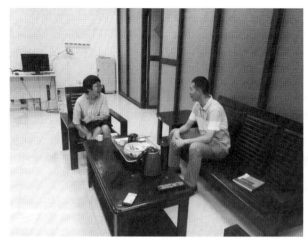

图 13　了解刘同学生活学习困难

（2）责任心是培养有担当国家栋梁的关键

秉持着一份坚持、一份责任，面对出现问题的学生，本人不抛弃、不放弃，努力做他们成长道路上的引路人。

苏联教育家马卡连柯曾说过："教师的威信首先建立在责任心上。"责任心是辅导员心中的一盏明灯。作为医学技术系 2018 级医学检验技术、化妆品经营与管理、医学美容技术、健康管理 4 个专业 300 名学生的知心朋友和人生导师，我深感责任重大，唯有具备强烈的责任意识和担当精神才能履行好肩负的使命。无论是班长团支书工作交流群还是专业学生 QQ 群，只要学生有问题、有需求，我都会第一时间出现，回应学生的问题，为学生答疑解惑，用强烈的责任心感染学生，引导学生树立美好理想和崇高追求，勤勤恳恳用自己这"一根针"穿好学生工作的"千条线"，燃烧自己、烛照学生。

刘同学舍友曾经在凌晨 1 点给我打电话，说她还没回宿舍，她们也联系不上她。我二话没说，就尝试用 QQ 电话、微信语音通话联系该学生，最后联系上了，她说她在外面玩，没注意到时间，也没注意到手机没电关机了，现在找了个便利店充会儿电，目前回学校已经算晚归了，打算在岛内找个地方住一晚。作为辅导员的我，考虑到时间很晚了，刘同学本身语言能力较弱，担心其安全状况，就找到她，当晚开车送她返回学校。

针对刘同学学科学习较吃力，也比较沉迷于网络游戏的问题，第一，我多次与她谈心，陪她学习，甚至联系了家长来校亲自督促。不懈努力之后，她终于醒悟，那个积极向上、勤于思考的学生又重返校园。第二，建立一对一帮扶结对子机制。针对她薄弱的英语、计算机、专业课（人体机能学），找成绩较好的同学在晚自习期间一对一给予帮扶。大一上学期期末考试12门课程，只有1门计算机挂科，后来经补考也合格了，帮扶成绩较突出。

（3）热心是赢得信任的催化剂

我很喜欢学工队伍中流传的一句话："咱们学工人，那都是热心人！"在我的心里，对教育的热爱要表现在面对学生的热情上，因此我总是忙忙碌碌，悉心解决学生的每一件事情。在与刘同学打交道的过程中，大到学习方面的事情，小到学校学生处要怎么去、躬行楼要怎么走、图书馆如何借书、共享单车如何开启、快递收件委托领取，我都会热心给予解答和帮助，就这样逐渐赢得了她的信任。

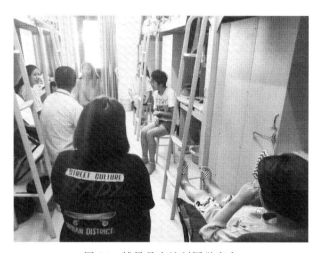

图14　辅导员走访刘同学宿舍

（4）信心是创造奇迹的一道蓝光

虽然我本人从事学生工作时间短，但对学生工作也有些感触，其中让我感触最深的是，培养学生，关键是要引导学生树立克服困难、勇往直前的信心。我希望他们能够练就过硬的心理素质，毕竟走向社会后，他们需要变成一个成熟的人。在学习生活中，刘同学会对自己所学专业感到迷茫，产生畏难情绪，认为健康管理专业以后是卖保健品的，我总会从学生们的状态中发现问题，鼓励学生勇当冲锋的战士，帮助他们重塑信心，继续为自己心仪的工作而拼搏，这是我的期盼，也是做学生工作的目标。

另外，我还鼓励她在学有余力的情况下，主动参加学校红十字会组织的各项社会实践活动，多参与到志愿者活动中来，多学习，多和同学们交流，多结交一些知心朋友。

（5）耐心是一泓涓涓泉水沁人心脾

无论忙到多晚，我都会接听同学的来电，凭借自己的人生经验和积极态度为同学打开心灵之窗，让和煦的阳光播撒进学生心田。

绳锯木断，水滴石穿。耐心对于我来说，是一门艺术。刘同学在吉林老家检查出患有心脏方面的疾病，在我们多次谈话做思想工作后，她决定到学校附属第二医院进行心脏复查。我先后两次陪同该生到附属第二医院进行检查，并提前联系B超医生和心内科的主任医师为其做检查。根据附属二院所做的彩超、动态心电图，二院诊断该生心率变异性在正常范围。

检查结果让刘同学放下了压在心头2个月的大石头，也让我如释重负。我的手机24小时开机，感情出现危机、家庭出现变故的同学会主动找我倾诉，我的电话也经常成为与学生交流的"情感夜话热线"。

教育对于我来说，不仅是一份崇高的事业，更是一份育人的情怀。我作为"五心"老师一直奋斗在学生教育管理的第一线，立足岗位，默默耕耘，开垦一片草地，播撒一片芬芳。

（三）案例点评

1. 案例典型特征

一是思想政治教育主旋律和实践案例的对接，做实、做细、做透学生工作。

二是以人为本：关注学生的成长发展需求，找准思想政治教育工作与学生成长发展需求的结合点。

2. 案例推广价值

一是"五心"工作法可以作为辅导员工作经验加以推广。

二是纵向深入，从校纪校规着手，导向性和约束力得以加强，能够引导学生树立学生以学业为重的目标。

3. 思考与建议

第一，每个被贴上特殊学生标签的孩子，都有其背后深层的原因，大部分都是受家庭背景的影响。有些问题能被挖掘且对症下药，有些却盘根错节难以梳理，很难找到统一的有效的解决模式。特殊学生的工作，最耗费精力，最考验耐性和能力。但不管结局如何，都需要辅导员长期投入，耐心对待。

第二，辅导员工作既要有打开学生心扉的积极主动，有时候也要遵循"不打扰也是一种关爱"的原则。对学生表达关爱的度的把握非常重要，关键就是要对学生充分了解，确保学生心理状况的稳定。勿以爱的名义行伤害之实。

（施　伟）

第三节　炼之以志,强化大学生担当精神的意志塑造

一、医学生社会责任感培育

(一)案例综述

大学生是社会主义事业的建设者和接班人,是祖国发展的主力军。习近平总书记强调:青年一代有理想、有担当,国家就有前途,民族就有希望。医学生肩负着"健康所系,性命相托"的神圣使命。培养有责任担当的医学生对为我国医学卫生事业输送合格的建设者和接班人,实现中国梦具有重大而深远的意义。

社会实践活动是提升大学生思想道德水平的重要途径,也是培育大学生责任担当、践行社会主义核心价值观的重要抓手。大学生通过社会实践活动为社会和祖国做贡献,可以更好地激发社会责任感,是社会主义建设者和接班人德智体美劳全面发展的体现。我校结合医学生专业特点开展志愿服务、暑期"三下乡"等形式多样的社会实践活动,旨在通过社会实践活动培育学生的担当使命意识和社会责任意识,帮助和引导医学生在社会实践中受教育、长才干、做贡献。

(二)案例解析

1. 案例的思路与理念

习近平总书记指出"学到的东西,不能停留在书本上,不能只装在脑袋里,而应该落实到行动上,做到知行合一、以知促行、以行求知",这充分体现了社会实践的重要作用。我校高度重视医学生社会实践,充分挖掘社会实践在大学生责任担当意识培养中的价值,引导大学生提高责任担当意识。我校结合医学生专业特点开展了个性化、特色化的志愿服务、暑期"三下乡"等形式多样的社会实践活动,社会实践活动与专业特长相结合,与服务社会相结合。医学生通过参加社会实践活动积极主动地去认识和感悟社会责任,了解不同社会群体的困难,激发责任意识,主动发现社会问题,以实际行动践行社会责任,增加社会责任感,从而更自觉地学习好本专业知识技能,提高自身综合素质,更好地为国家发展做贡献。

2. 案例的设计与实施

(1)开展红色社会实践活动,坚定理想信念,牢记使命

为加强理想信念教育,增强医学生的担当使命意识,每年的暑期"三下乡",我校护理学系党总支都会精心策划,组织学生到革命老区、红色圣

地进行参观,学习党史,开展红色教育实践活动。如 2017 年到龙岩上杭参观古田会议会址、古田会议纪念馆,瞻仰主席雕像,重温入党誓词。走进"中央苏区乌克兰"——三明宁化,感受革命中心的苏维埃红色气息;踏进红军医院遗址,铭记医护人员的誓言……师生伫立在一幅幅图片、一件件实物前,认真聆听讲解员深情讲述当年红军长征的艰辛和革命先辈的光辉事迹。通过历史与现实的对比、苦难与辉煌的对照,不断强化红色文化的灌注,让学生铭记历史,不忘先辈们的浴血奋战,不忘共产党人的初心和使命,增强医学生的担当使命意识,使之成为实现中国梦的强大推力和助力。

(2)社会实践活动与专业特长相结合,与服务社会相结合

为提高医学生的社会责任意识,我校依托社会实践活动,发挥医学生专业特长帮助他人、服务社会,将理论学习的成果转化为具体行动。如暑期社会实践活动,我校社会实践服务队前往的都是福建省贫困县,交通不便,基层医疗水平普遍偏低,群众的卫生保健知识较为欠缺。每到一处,服务队会根据实际情况入户宣传,为行动不便的老人测量血压,指导如何预防高血压;开展义诊,提供夏日常备药品;进行急救教学,采取"边学边教,边练边导"的方式,教村民包扎和心肺复苏等急救技能;发放宣传单,提供健康咨询服务,普及生活中的健康小常识。活动中,队员们将艰涩难懂的医学术语转化为通俗易懂的语言,亲切的微笑、认真细致的态度拉近了与村民之间的距离,精湛的医护技能获得了村民们的高度赞誉。

(3)心手相连,关爱留守儿童

近年来,随着外出务工人员增多,留守儿童问题日益突出。留守儿童正处于身心发育的关键时期,却无法接受父母的关爱呵护和正确价值观念的引导,导致很多留守儿童存在不同程度的心理问题。社会实践活动中,学生们都会走访慰问当地的留守儿童家庭,送去油米、牛奶、学习用品,与孩子们促膝而谈,进行安全教育、卫生宣教和学业辅导,鼓励孩子们自立自强,微笑面对生活。这两年服务队共走访了 20 多户留守儿童家庭,通过这一活动,也呼吁全社会关注、关爱留守儿童,助力其健康成长。

(4)敬老爱老,感恩社会,回报社会

为弘扬中华民族敬老传统美德,营造尊老、爱老、敬老的良好社会氛围,我校护理学系创立"尚行爱心护理服务队",连续 3 年每月在爱欣老年公寓开展以"勿忘初心、善心尚行"为主题的一系列给养老院送温暖志愿服务活动。

尚行爱心护理服务队的学生们均来自贫困家庭,他们受到国家和学

校的各项资助,得以继续学业。这部分学生在受助的同时,也发挥自己的特长去帮助他人。学生秉承着专业护理人员的"五心"——爱心、耐心、细心、贴心和责任心,积极配合养老院工作人员帮助老人。由于老人的情况不完全一样,队员们扮演的角色也有所不同。有的帮助老人打扫整理房间,有的陪老人聊天、下象棋,有的帮助指导老人做一些简单康复活动。在天气好的时候队员们会带爷爷奶奶们去晒晒太阳等,尽他们所能带给老人们温暖和幸福感。

学生通过爱老敬老服务活动,更加明白要珍惜现在的生活,善待父母和老人,感恩给他们关爱和帮助的家人、朋友和社会;更加明白要努力学习,提升能力,学会用心与人交流,给他人提供帮助,回报社会。

3. 工作实效与经验

(1) 强化了学生的理想信念教育,增强了学生的担当使命意识

学校组织学生到革命老区参观,学习党史,深入贫困地区,深入群众中去,实地感受当地的民风民俗,用活生生的例子开展"现场教学",强化了学生的理想信念教育,使他们铭记历史,不忘初心,不忘先辈们的浴血奋战,牢记使命,增强了医学生的担当使命意识。

(2) 知行合一,增强了医学生的社会责任感

社会责任感是当代青年学生最需要的,尤其是医学生作为国家未来的医学人才,其社会责任感关乎中华民族未来的生命健康,因此医学生更要有特别强的社会责任意识,对国家负责,对患者负责。我校结合自身特色优势和专业特点,将社会实践活动与专业学习相结合,与服务社会相结合,已连续四年组队奔赴福州八县,龙岩上杭县、连城县、长汀县和三明宁化县等地,集中力量开展应急救护宣教、基本医疗卫生知识普及、留守儿童慰问等活动。通过社会实践,学生将理论学习的成果转化为具体行动,做到知行合一,使专业特长得到发挥,专业技能得到锻炼。而且通过深入贫困落后地区,学生了解了农村现状,提升了帮助他人、服务社会、回报社会的意识,培养了强烈的社会责任感,为群众健康、社会和谐、建设社会主义新农村奉献了自己的力量。

(3) 更好地培育和践行社会主义核心价值观

社会实践活动蕴含了深刻的思想政治教育内容,引导医学生在服务他人过程中加强对社会主义核心价值观的理解和认知,是培育和践行社会主义核心价值观的重要载体。越来越多的青年医学生在参与社会实践的过程中感受到人与人之间互帮互助、共同进步的重要性,感受到集体和

社会的温暖,弘扬了社会正能量,更好地培育和践行了社会主义核心价值观。

(4)培养医学生良好的医德修养和职业精神

社会实践活动中志愿服务体现的"奉献、友爱、互助、进步"精神与健康所系、性命相托、救死扶伤的医生职业精神和价值观有高度契合性。志愿服务体现的人道主义关怀能够潜移默化地影响着医学生志愿者,可以更好地培养医学生"医者仁心"的职业精神,加强医学生医德修养,对医学生未来职业生涯中履行救死扶伤职责、形成爱岗敬业精神具有重要意义。

(三)案例点评

1. 案例典型特征

我校结合医学生专业特点开展形式多样的社会实践活动,将社会实践活动与专业特长相结合,与服务社会相结合。通过社会实践活动,同学们对服务社会有了更深一步的了解和认识。作为青年大学生、医护工作的接班人,队员们坚持为人民服务的初心,牢记使命,不断增强社会责任意识。通过社会实践,学生懂得了为他人服务、无私奉献的重要意义,以集体利益为重,增强了社会责任感,摒弃了自私自利、功利主义的思想,树立了正确的世界观、人生观、价值观。

2. 案例推广价值

在学生的教育方面,存在注重成绩,忽视德育、社会责任感的培养的情况,家长过于关心呵护孩子,学生缺少磨炼,自私心理严重。社会实践活动可以使大学生充分认识到服务活动开展的意义和作用,引导他们在服务活动中培养能力,树立正确的价值观和增强社会责任感,引导学生转变以自我为中心的思想,树立团队合作意识,形成对他人负责、对团队负责、对社会负责的意识。大学生通过社会实践服务活动帮助他人,为社会和祖国做贡献。我校通过多项举措提升社会实践活动的内涵,提高学生参加社会实践服务活动的热情,以期达到提升学生担当使命意识和社会责任意识的效果。本案例对于医学类专业学生担当使命意识和社会责任意识培育,具有一定的借鉴意义。

3. 思考与建议

社会实践活动如志愿服务倡导的奉献、友爱、互助、进步的精神体现了积极向上的价值取向,对于培养学生的社会责任感有着积极作用。建议在开展社会实践活动时将中华民族的传统美德、传统文化,社会主义核心价值观等内容融入进去,更好地引导大学生树立正确的世界观、人生观和价值观,使得学生能更加深刻地理解所肩负的历史使命和社会责任,为社会做出更大的贡献。

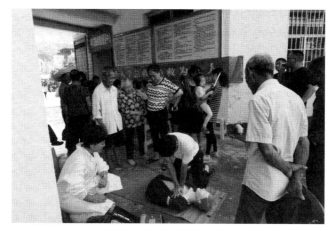

图 15　指导村民进行心肺复苏

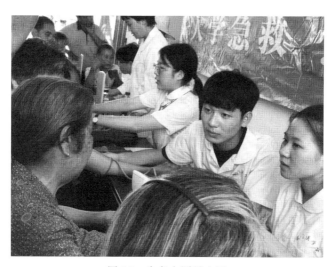

图 16　为老人测量血压

（陈　　敏）

二、热血青春，以志愿服务提升医学生人文素养

（一）案例综述

医学生是我国医疗队伍的后备军，其良好的人文素养是医疗卫生事业持续发展的重要保障。志愿服务因其内在的价值取向与实践特性逐渐成为提升医学生人文素养的重要支撑。基于医学生自身具有的"青年群体"身份和"医疗队伍后备军"身份，他们如何以先行的姿态打造新时代的

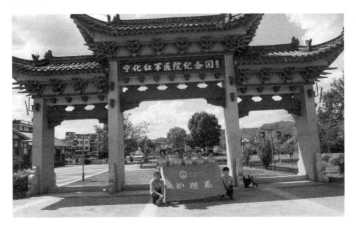

图 17　参观宁化红军医院纪念园

志愿服务文化,如何建立以人文素养提升为价值取向的医学生志愿服务体系,实现志愿服务与医学生人文素养的双向融合,是值得我们研究的课题。

党的十九大报告指出,要推进诚信建设和志愿服务制度化,强化社会责任意识、规则意识、奉献意识。随着我国高等教育事业的日益发展与完善,高校志愿服务日渐发展为当前社会志愿服务的重要组成部分。医学生作为具有较强专业性的志愿服务群体,在恤病、助残、救灾、助医等志愿服务中发挥着重要的作用。他们既是"医疗队伍后备军",同时也是"青年群体",担负着推动国家发展和促进社会进步的重要责任。因此,进一步加强医学生的医德教育,不断推动医学院校志愿服务活动的开展,尤显迫切而重要。近年来,厦门医学院医学技术系不断探索医学生志愿服务活动新模式,依托学生的"双专业"(专业学习背景和专业对口服务),努力培育"三型"(学习型、创新型、奉献型)志愿服务新团队,在提高医学生专业技能和人文素养的基础上,实现志愿服务精神的传承与发展。

(二)案例解析

1. 案例思路与理念

医学生作为专业性较强的学生群体,虽积极投入到志愿服务中,但就目前而言,在各方因素的影响下志愿服务活动内容的专业性和技术性并不突出。因未能从医学生专业资源角度充实志愿服务内容和创新志愿服务形式,忽视了医学生自身具有的"人道主义援助"方面的价值,从而影响志愿服务的最终效果。

本案例立足于培育"三型"志愿服务新团队,依托医技系学生的专业学习背景和专业服务技能,探寻医疗保健工作与医学生志愿服务的结合点,创新结合方式及运作模式,为学生搭建志愿服务和社会实践的平台,构建医学生志愿服务的长效机制,并通过优化资源配置,推动医技系学生志愿服务活动向专业化、制度化、科学化方向发展,从而更好地实现医学生志愿服务团队的品牌建设和起到示范教育作用。

2. 案例设计与实施

医技系目前共有8个专业,包括眼视光技术、卫生信息管理、医学美容技术、健康管理、食品质量与安全等,涉域广泛,各具特色,实用性强。建立基于"双专业"特色的"三型"志愿服务队,关键是要结合医学院文化特点和医学生所学专长,以开展精品化志愿服务为抓手,实现项目化、规范化和品牌化管理,让学生充分发挥专业优势,在志愿服务中学以致用,真正搭起"零距离"的志愿服务新平台。

(1)高度重视,实现志愿服务项目化

医技系建立由系部党总支、团总支、志愿服务队组成的三级组织架构,与志愿服务基地紧密联结。系部结合志愿服务基地的需求并共建目标,选拔和组建"e技"志愿服务队,选派专门的辅导员和专业教师担任志愿服务队负责人,对这支队伍进行日常管理及指导等工作。再依据专业特质将志愿服务队划分为多个小分队,由医学生担任队长,综理分队事务,负责例行性运作,确保志愿服务的及时性、有效性和连续性。

(2)优化管理,强化志愿服务规范化

第一,制度保障。医技系通过征求志愿服务基地的意见,结合往期活动经验,经过数次讨论,比照、参考相关志愿服务队管理规定,制定了《"e技"志愿服务队管理办法》《"e技"志愿服务工作职责》《"e技"志愿服务考核办法》等细则,采用表单式细化考核指标,做到制度清晰、操作简便、程序透明。同时严格准入与注册制度,为每位在校生志愿者建立志愿服务档案,实时记录服务时间、内容等,实施动态管理。注重考核评价,综合医学生自我、学校、医院和社会评价,健全评价监督机制,为志愿服务的开展提供坚实保障。

第二,强化培训。一是加强医德教育,辅导员利用晚点名、主题班会等时间,大力倡导志愿服务精神,鼓励学生参加志愿服务活动,增强学生的社会责任感,让学生树立积极的职业价值观;二是培养社会实践能力,如语言表达能力、组织协调能力、突发事件应急处理能力等,请老师进行专门的培训和指导;三是加强专业知识培训,如日常养生、疾病知识等卫生医疗知识。由志愿服务基地和学校统筹安排,集中和个性化培训相结合,实行导师带教制,培训内容包括熟悉医院文化、诊疗环境、工作流程、科室楼层分布等,使之与志愿服务基地的要求相适应。

第三,激励机制。志愿服务的志愿性、无偿性及公益性特点决定了采用荣誉激励机制更能提升自我认同感,更能激发志愿者的工作热情。由学校提供服务资金,在交通出行等方面给予志愿者适当补助,并提供有志愿者标志的服装和装备,在此基础上,把激励方式与学校的德育目标结合起来,每年度对在医院志愿服务过程中表现突出的医学生,根据服务时间、内容及反馈情况,综合评选出"优秀志愿者"并进行表彰,以此提高医学生长期参与志愿服务的积极性。

（3）精心打造,推进志愿服务品牌化

品牌化是大学生志愿服务发展的必然方向,因为具有一定知名度的志愿服务项目必然会提升医学生从事志愿活动的积极性,并能起到增强志愿服务影响力的作用。"e技"志愿服务队在日常服务如导医、导诊、配药、整理病案影片、办理健康证、拔罐理疗等基础上,更加注重发挥专业特长,进一步推动了志愿服务活动的品牌化发展。

一是创新项目设计,不断丰富服务内涵。医学生紧扣服务对象需求,结合专业特色,有针对性地开展主题活动,如眼视光技术专业学生创建的"e技之眼"小分队走遍厦门岛外四区二十余村,不仅定点为村民服务,更以"温暖送到家"的理念,开创到残障、高龄老人家中做志愿服务的先例,累计为1500余名50岁以上老人检查视力并配发老花镜,为800余名留守儿童做视力筛查。同时,这支小分队还走进社区、中小学,为居民、中小学生进行视力筛查以及爱眼护眼宣传等。

二是加强活动组织,不断提升服务成效。如在每学期期末、教师节等特定节点,医学美容技术专业和化妆品经营管理专业学生创建的"e技之美"志愿小分队利用课余时间,为学校教师提供美容保养护肤服务,深受学校教师的好评,同时也为各院系各类晚会提供化妆等服务支持;食品质量与安全专业、卫生检验与检疫专业、健康管理专业的学生也依托专业特色,创建"e技之康"志愿小分队,到社区和乡村进行健康宣传与提供日常食品安全咨询服务,还配合学校工会开展教职工"六一"儿童节烘焙活动,以及在食堂开展了"慧吃慧动,健康体重"的宣传活动等。

所有志愿服务活动,均有辅导员和专业任课老师全程指导:活动前制订详细的实施方案、应急预案;活动中明确每位志愿者的角色和职责,统一服务标识,统一穿着志愿服装;活动后及时总结经验,对涌现出的先进事迹,利用网络新媒体加大宣传力度,树立志愿者的良好形象,扩大社会影响力。

3. 工作实效与经验

（1）学习有方——理论融于实践

医学生志愿者将平日在课堂所学到的理论知识在志愿活动中加以实践，对知识有了更深的理解，同时，亲身的操作体验也让他们充分认识到自身的知识盲区，进而加强学习，牢固理论基础，补齐知识短板。这种将理论与实践相融合的学习方式，极大激发了医学生的学习兴趣，将他们的专业水准提升到了新的高度。

（2）创新有法——内涵寄予活动

依托专业特色成立的各支志愿小分队，举办各具特色、内涵丰富的志愿者活动，活动形式推陈出新。如"三下乡"社会实践活动中，志愿者下乡为村民筛查视力并免费配送老花镜，不仅定点为村民服务，更以"温暖送到家"的理念，开创到残障、高龄老人家中做志愿服务的先例，受到了当地村民和村委会的好评，并被福建省委宣传部、文明办、教育工委评为2016年福建省大中专学生志愿者暑期"三下乡"社会实践活动优秀团队，还获得了2015、2017、2018年校级优秀实践队等称号；"健康养生进社区"活动中，志愿者多次到社区开展养生知识讲座和宣传活动，免费为居民检测血压和血糖，并为居民提供健康食谱，在社区中广受欢迎；"与残障儿童心连心"活动中，志愿者到幼儿园和福利院，寓教于乐，与残障儿童建立深厚而信任的联结；在"感恩教师·回馈母校"活动中，志愿者精心调制脸膜、手膜和脚膜，并提供技法按摩，为辛劳的教师奉上贴心服务。综上，志愿者们结合专业之长，不断创新活动方式，服务的对象涉及幼、青、中、老各个年龄段，覆盖范围广，活动方式广受欢迎，活动成效逐渐呈现。

（3）奉献有道——价值寓于信念

"奉献、友爱、互助、进步"的志愿者精神与医学所倡导的"责任、奉献、协作、人道主义"的职业精神具有内在的契合之处。爱和责任是医学生志愿服务的重要价值取向，将价值内化为信念，既是践行关爱和帮助群众的过程，同时也是医学生进行自主体验、自主学习、自主提升的自我教育的过程。医学生志愿者精神涵养得到了丰富，奉献意识得到了增强，人文素养得到了提升，获得了服务对象的一致好评，也获得了社会的高度赞誉。2018年，医技系团总支荣获"五四红旗团总支"荣誉称号。

（三）案例点评

1. 志愿服务与医学生人文素养融合发展的思路

促进医学生志愿服务组织化，培育医学生的人文精神。志愿服务因其实践特性日渐成为医学生人文素养提升的重要路径，同时也是医学院校培养人才的新途径。

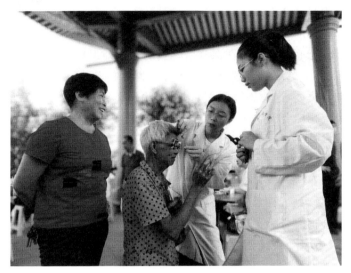

图 18　眼视光专业学生为社区老人配备老花镜

医学生志愿服务的长效发展以及医学生人文素养的提升,不能仅依靠医学生志愿者个体的精神驱动,还需要外部的组织安排、制度设计来推动。充分发挥志愿服务的育人功能需要关注以下几点:第一,从学校层面,医学院校应该高度重视志愿服务对提升医学生人文素养的重要作用,围绕医学院校培养德才兼备的人才的发展目标,把志愿服务作为医学生人文教育社会实践的重点培育途径,加大人文教育力度,为医学生志愿服务的开展营造良好的环境;第二,发挥组织优势,建立志愿服务的组织。在医学院校建立青年志愿者协会,紧紧围绕党的中心工作,实施系列初具影响力的志愿服务项目,把志愿服务活动的普及面不断扩大,实现从零散自发到组织化的重要转变,建立组织规制,把握医学生志愿者自主发展以及创新的尺度。

2. 促进医学生志愿服务专业化,提升医学生自我教育的能力

近年来,越来越多的医学生投入医疗健康专业化的志愿服务工作当中,他们利用自身的专业优势,自觉承担社会责任,积极参与社会活动与社会建设,主动服务群众,在对社会发展作出贡献的同时也实现了自我价值。由此,发挥医学生志愿者的主体性,提升医学生在志愿服务活动中的自我教育能力,需要注意以下几点:

第一,医学生需要实现从"大学生志愿者"到"医学生志愿者"的角色转换。人文精神是大学精神的核心内涵之一。志愿精神正是一种甘于奉献、发挥主动性和富有责任感的人文精神。志愿精神所体现的价值观正是大学人文精神的核心追求,大学精神中蕴含着志愿精神的所有特征。

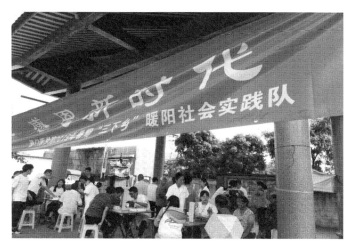

图 19　医技系学生进社区提供血糖、血压、视力检测

　　青年进行志愿服务,帮助人民群众之时还体现"自主体验、自主学习、自主提升"的主观能动性。医学生人文素养的培育属于价值教育,这并不仅靠传授理论知识,还有赖于医学生用心去关爱患者、用情去感受患者,这是医学生进行志愿服务时身份角色的特点所在,由此需要增强医学生人文素养发展的自主性,促进医学生人文素养的自我建构,充分发挥医学生的主体作用。

　　第二,医学生需要加强自身专业技能,提高职业素养。志愿者服务不够专业成为当前志愿服务发展面临的主要问题之一。当前,医学生志愿服务的内容缺乏专业性和独立性,如在社区提供的服务主要是监测高血压、糖尿病等慢性病,进行慢性病健康宣教,普及健康知识,与独居老人聊天等,实践操作机会较少。这既源于社会对医学生能力的不认可,同时也与医学生自身缺乏技能有关。如何提升自身的职业能力,做到医术和仁心的协调发展,这是医学生需要思考的问题。

　　促进医学生志愿服务常态化发展,增强医学生的主人翁意识,强化社会责任感,需要注意以下几点:

　　第一,医学生志愿服务要扎根于人民群众,坚持以民生为导向。医学生志愿者以其专业优势为桥梁,联系群众,服务群众,深入基层,帮助需要帮助的人,实现从学校走向社会,使得志愿活动可以发挥促进社会发展的作用。紧跟地方经济发展需求,紧跟社会热点,开展公益志愿服务,促使医学生志愿服务活动紧密结合地方医疗卫生事业发展需要,切实有效地解决人民群众实际面临的问题,实现个人需求和社会需求相适应,实现公民意识和社会责任相衔接,医学生也能更深刻地体会作为医护人员的责任和使命。

第二,医学生志愿服务要着眼于日常生活,实现志愿服务常态化。一方面,由于社区逐渐成为每个人生活最主要的场所,志愿服务的发端也是源于社区,志愿服务精神成为社会普遍认同的价值观,人民群众对志愿服务的认知度、关注度和参与度不断提高;另一方面,志愿服务精神也需要在医学生志愿者中彰显,使得志愿服务成为医学生的日常习惯,让医学生以高度自觉的主人翁姿态参与社会的建设与发展。

(沈博雅)

第四节　导之以行,推动大学生担当精神的行为养成

一、"三下乡"促担当

(一)案例综述

"三下乡"即文化、科技、卫生下乡,它是一个以促进农村文化建设、改善社会风气为目的的项目。从形式上讲,"三下乡"社会实践是理论与实践相结合理念的应用,将理论运用到实践中,通过实践验证理论知识,增强学生的理论知识理解能力和实践能力。每年暑假,我系"三下乡"社会实践队都会深入厦门周边农村开展义诊、健康知识宣讲、孤寡老人慰问等社会实践。实践队以健康为中心,从居民的身体、心理以及社会三方面出发,开展医学活动,传播卫生健康知识。本案例将从"三下乡"社会实践活动如何促进医学生担当使命进行解析。通过"三下乡"社会实践活动,牢记习近平总书记在纪念五四运动一百周年大会上的重要讲话精神——新时代中国青年要树立远大理想;新时代中国青年要热爱伟大祖国;新时代中国青年要担当时代责任;新时代中国青年要勇于砥砺奋斗;新时代中国青年要练就过硬本领;新时代中国青年要锤炼品德修为。医学生要使自己成为具有爱心、耐心、责任心"三心一体"的医疗工作者,成为德智体美劳全面发展的社会主义建设者和接班人。

(二)案例解析

1. 案例思路与理念

当前医学生存在的问题是人文素养整体不高,例如知识面狭窄,视野不开阔,不关注时事,语言表达能力差,认识和理解社会的能力不强,部分医学生精神空虚,生活品位较低,人文关怀精神缺失,思维模式简单,对生命的价值与意义的看法带有浓厚的功利性。这与医学教育长期以来过分重视对学生的专业知识教育而忽视人文素质教育,突出知识的积累,轻视

人文素质的培养有关。

医学生"三下乡"社会实践体现理论与实践相结合理念。医学生通过"三下乡"社会实践不仅可以检验理论学习的情况，并且可以提升实践能力。在"三下乡"社会实践中，医学生的义诊活动、健康知识宣讲活动是在医学专业知识的基础上开展的，其中融入了基础的卫生健康知识和基本的身体检查（例如视力检查、口腔卫生检查、血压测量等），这些都是医学生在校学习的理论知识。医学生通过理论学习，进行思考，将知识积累下来，成为自己的知识储备，再将其运用到实践中。

理论离不开实践，实践离不开理论。理论来源于实践，指导实践，并在实践中不断发展。社会实践是用来检验医学生知识积累的检验石；没有在校期间的医学知识积累，医学生就没有办法开展义诊、健康知识宣讲等活动。通过"三下乡"社会实践，医学生可以开拓基础理论与社会实践相结合的医学道路，并且能够提高社会实践的水平。

"三下乡"社会实践对于医学生具有重要意义：

其一，对于医学生来说，在农村等医疗水平相对落后的地方开展实践活动，既能深入群众，了解国情，服务农村建设和经济发展，又能磨砺意志，砥砺品格，在奉献中成长成才，提高医学生的实践能力，增强社会责任感和使命感。

其二，对于学校来说，积极组织在校学生进行"三下乡"社会实践是培养和提高大学生实践能力和理论联系实际能力的有效途径，也是实行素质教育、国情教育、民情教育的重要载体，还有助于提高学校的知名度和美誉度，扩大学校的影响力。

其三，对于农村来说，社会实践团队在农村开展活动，传播医学健康知识，有利于当地的卫生文明建设和农村医疗卫生事业的发展，有利于实现乡村振兴。

其四，对于实践地的居民来说，医学生运用专业知识，通过义诊和健康知识宣讲等活动为当地居民服务，有利于当地居民正确认识卫生健康，提升健康意识，有利于医学生将切切实实的医疗卫生服务带到基层群众身边。

2. 案例设计与实施

每年的"三下乡"社会实践活动分为准备、实施、总结三个阶段，具体如下。

准备阶段：根据"三下乡"的通知文件，进行队伍成员的招募；确认社会实践地点；准备各类实践耗材；开展实践队成员技能、安全、纪律等方面的教育。

实施阶段：采取多个系的实践队联合组队的方式。以最近几年的"三下乡"社会实践为例，口腔系、临床系和医技系3支实践队同一时间到同一个实践点开展社会实践活动，利用专业优势为实践地居民带去了口腔卫生检查、视力检查、血压检测、推拿、按摩、健康知识宣讲等多种形式的义诊活动，使当地居民可以免费享受到多方面的医疗服务。这种形式的实践活动摆脱了单一的义诊方式，且各系实践队成员能够相互学习、相互促进。实践队成员去慰问当地贫困老人，通过实地走访，走出校园，深入农村，了解农村，为将来踏上医疗岗位做好准备。

总结阶段：每天社会实践结束后，利用晚上时间对白天的社会实践进行总结、反思，讨论存在的不足，及时进行调整，为第二天的社会实践做好准备。厦门医学院每年在10月份会举行"实践归来话成长"——暑期社会实践交流会，各实践队通过分享实践心得，取长补短，为下一次的社会实践做好准备。

3. 工作实效与经验

工作实效：通过"三下乡"社会实践，学生极大地提升了综合素质，具体表现如下。（1）提升了沟通能力。实践地居民很多都是老年人，并没有太高的学历，如何与老人进行沟通使义诊活动可以顺利开展，是摆在实践队成员面前的一道难题。很多成员一开始都是手足无措，随着实践的进行，沟通能力不断提升，义诊活动也就越来越得心应手。（2）提升了组织、协调能力。实践过程中经常会有各种各样的突发事情，这就要求实践队成员能迅速果断地进行协调处理，发挥各自的特点，解决突发事情，使实践活动顺利进行。（3）开阔了眼界，走出校园，了解农村，认识农村。了解当前我国城乡之间医疗水平的差距，为将来踏上医疗岗位打下坚实的基础。（4）结识了一群志同道合的朋友。不同专业学生之间的交流，打破了系部与系部之间的隔阂，有利于学生了解其他方向的医学知识。

经验：（1）充分发挥学生的主观能动性，调动学生的积极性。"三下乡"社会实践活动学生是主体，指导老师不要给学生设定条条框框，而是确保大方向正确，确保各项活动安全即可。对于实践过程中的各项事务，应由学生独立完成，只有这样，学生的各项能力才能得到最大的提升，学生才能学会思考，解决问题。（2）联合组队，打破系部的壁垒，让不同系部的学生相互学习、相互竞争，由此激发出他们的潜力，取长补短，相互促进。（3）通过慰问孤寡老人、困难家庭，学生学会感恩，学会奉献，增强使命感，提升责任感。

（三）案例点评

1. 案例典型特征

大学生"三下乡"社会实践活动是理论联系实际的体现,学生在校学习了大量的医学知识,是否真的学懂、学透、掌握,需要实践来检验。"三下乡"社会实践就是一个检验学习情况的平台。在这个平台上,学生会遇到各种各样的问题,利用在学校学习到的知识来解决,就是理论联系实际的具体表现。学到了大量的医学知识,如何运用到具体生活中,每个学生有不同的做法,但是目的是一样的——解决问题。在实践中找出一条适合自己的道路,最终将问题圆满解决。"三下乡"社会实践,增强学生推动农村医疗卫生事业发展的使命感和责任感,担起自己肩负的重任。

2. 案例推广价值

"三下乡"社会实践为大学生了解中国国情开启了一扇窗,让高等教育与新农村建设产生了密切的关系。"三下乡"活动,引导广大青年学生深入农村,一方面让青年学生亲身感受改革开放后农村建设所获得的伟大成就;另一方面则是让同学们宣讲改革开放成就、党的十九大精神、习近平新时代中国特色社会主义思想以及一系列支农惠农的重大政策,帮助农村的基层干部群众学习、理解党的创新理论。同时,让学生的专业知识与实践活动充分结合,加深同学们对专业知识的理解。学生充分发挥主观能动性,为建设社会主义新农村出谋献策,把爱国热情和成长成才的强烈愿望转化为建设社会的实际行动,在实践中认识国情,奉献社会,提高自身综合素质,增强使命感和责任感。

3. 思考与建议

尽管目前的"三下乡"社会实践活动能让医学生理论联系实际,提高综合素质,增强使命感和责任感,但不能只依靠这种方式,为能更好地成为社会主义建设者和接班人,大学生们需要牢记习近平总书记在同北京大学师生座谈时指出的:"新时代青年要乘新时代春风,在祖国的万里长空放飞青春梦想,以社会主义建设者和接班人的使命担当,为全面建成小康社会、全面建成社会主义现代化强国而努力奋斗,让中华民族伟大复兴在我们的奋斗中梦想成真!"因此,在大学期间,应该从理想信念、培养目标、时代使命、价值引领四个层次进一步深入理解大学生担当使命的丰富内涵。

第一,新时代大学生是共产主义远大理想和中国特色社会主义共同理想的坚定信仰者和忠实实践者。坚定的理想信念是新时代大学生担当使命的最高体现,是新时代大学生人生的最高航标,是指引新时代大学生成长成才和奋斗前进的根本方向,所以必须时时刻刻引导医学生树立坚定的理想信念。

第二,新时代大学生是德智体美劳全面发展的社会主义建设者和接班人。高校严格按照社会主义教育方针培养社会主义建设者和接班人,关键是要始终把握和落实社会主义建设者和接班人的培养目标,即要培养大学生成为德才兼备、全面发展的社会主义建设有用之才。要把思政教育融入专业课程中,营造全员育人的氛围。

第三,新时代大学生是担当民族复兴大任的时代新人。担当民族复兴大任在实现中华民族伟大复兴的历史进程中逐渐成为青年学生的使命,成为青年学生努力学习和献身事业的动力。成为实现中华民族伟大复兴的时代新人,不仅需要大学生以民族复兴为己任的自我培养、自我教育和自我成长,更需要高校及其教师始终以立德树人、培养担当民族复兴大任的时代新人为根本任务。

第四,新时代大学生是社会主义核心价值观的坚定信仰者、积极传播者和模范践行者。大学生的担当使命是大学生牢固树立和弘扬伟大民族精神和伟大时代精神的集中体现,凝聚着广大青年学生共同的价值追求。大学生作为社会主义建设者和接班人需要自觉加强对社会主义建设的价值认同,在学习、工作和生活中要自觉践行和遵守社会主义核心价值观。习近平总书记指出,广大青年树立和培育社会主义核心价值观,一是要勤学,下得苦功夫,求得真学问;二是要修德,加强道德修养,注重道德实践;三是要明辨,善于明辨是非,善于决断选择;四是要笃实,扎扎实实干事,踏踏实实做人。因此,勤学、修德、明辨、笃实是新时代大学生培育和践行社会主义核心价值观、自觉履行新时代担当使命的根本要求。

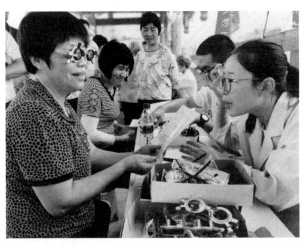

图20　医学技术系学生为村民检查视力,配备合适的眼镜

（林振兴）

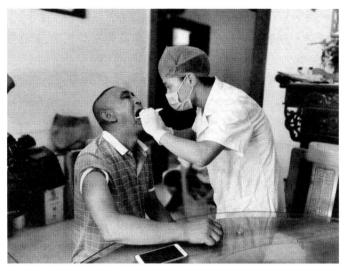

图 21　口腔医学系实践队员入户为贫困老人检查口腔卫生

二、走进基层,"手"护健康

(一)案件思路与理念

习近平总书记在党的十九大报告中多次提到实施"健康中国战略"。其中,加强基层医疗卫生服务体系建设是重点,也是一大难点。新时代下的基层医疗服务体系日渐完善,但仍存在发展不均衡,覆盖面不够广,服务提供受限,医疗人才欠缺等问题。而因医疗人才缺乏导致医疗服务不全面是"健康中国战略"的一大难题。灌口镇,地处福建厦门岛外,共有19个村,目前的医疗卫生机构只有一个灌口镇卫生院及少数的社区医疗服务中心、乡村卫生所。厦门医学院自 2016 年搬至灌口校区,系部师生结合针灸推拿、康复治疗技术专业特色,积极开展下乡义诊及健康宣讲等志愿服务活动,为当地居民推拿、测血压、传授功法养生等。经过多次的志愿服务活动,发现灌口镇各乡村的医疗服务开展率不高,医疗人才紧缺,临床医学系以团总支为首的各个志愿服务队开展的义诊活动与基层村民的健康需求相匹配,反响良好。为此,厦门医学院临床医学系学生志愿者决定开展以"走进基层,'手'护健康"为主题的健康服务项目,旨在为灌口镇人民的健康保驾护航,为祖国医学事业增添光彩。通过社会实践活动锻炼学生的专业技能,提高学生的服务意识、社会责任感,同时以"志愿活动"为载体,弘扬宣传中医药文化。不忘从医助人的初心,构筑医魂,砥砺前行。

(二)案例设计与实施

1. 以习近平新时代中国特色社会主义思想为指导思想,制订项目方案

（1）思想引领,文化传承

以习近平新时代中国特色社会主义思想为指导思想,以实践育人为宗旨,传承弘扬中医药文化,树立正确的社会主义核心价值观及培养担当使命精神。

（2）明确目标,精准服务

以践行党团员全心全意为人民服务的精神,关注灌口镇人民的健康为目的,结合针灸推拿、康复治疗技术专业特色,走进基层,用"医之圣手",为居民的健康保驾护航,为祖国中医药事业增添光彩,增强文化自信。

（3）拓展特色服务内容

服务内容以健康推拿、康复训练指导、传授功法养生等具有中医特色的义诊方式为主,综合健康知识宣讲、基本医疗护理、人文关怀等方式,尽可能全方位地为服务地人民提供基础健康服务。

（4）专业培训,规范制度

建立技能培训体系,每次活动前期,对志愿者学生进行系统的专业技能培训;制定规范化的服务规章制度。

（5）党团共建

以支部教师为指导者,团支部学生为组织者,共同策划,践行该项目系列活动。党建带团建,团建促党建,做到师生共学习,师生共实践,师生共进步。

（6）校社共建

以顶许村、东辉村等灌口乡村为服务基地,整合医学院、卫生院、社区和社工多方力量,共同开展健康服务志愿活动。

2. 理论学习结合实践服务,践行"健康中国战略"

临床医学系全体学生积极学习贯彻党的十九大精神,坚持学以致用,用理论武装头脑、指导实践服务。

（1）加强理论学习,提升志愿服务意识

辅导员指导,团总支牵头,各班积极召开专题学习会,树立榜样。临床医学系各专业以习近平新时代中国特色社会主义思想为指导思想,通过线上线下,开展"缅怀先烈主题班会""国家安全日主题教育""强化'四个意识',坚定'四个自信'""新时代中国特色社会主义发展的战略安排"等专题学习会,旨在加强学生的政治思想觉悟,为志愿服务活动的指导提供理论依据。

（2）走进基层，开展"手"护健康志愿服务活动

临床医学系以班级为单位，本着"服务他人，坚定中医药文化自信，争做优秀新青年"的信仰，常态化组织学生志愿者，走进基层，运用针灸推拿、康复治疗技术，为灌口的基层民众带去健康保健服务。

以班级为单位，开展志愿服务队下乡服务。辅导员把关，专业老师指导，团总支牵头，专业班级负责，招募志愿者，开展不同主题的健康志愿服务活动：2017级针灸推拿班在学校创建推拿馆，每周四下午定期为校后勤工作人员及院师生提供推拿服务，推拿馆同时对当地居民开放；2017级康复治疗技术班每周四下午定期前往灌口三社小学教小学生习练气功，以促进儿童的身心健康；2018级康复治疗技术班每周四下午定期前往风景湖公园志愿者驿站提供引导、处理突发状况服务；2018级临床医学专业前往老年社区、坑内村进行基本康复护理指导、健康宣讲活动；2018级针推班、2018级精神医学班分别定期前往集美图书馆、灌口图书馆、爱森堡幼儿园、嘉庚公园、锦园中医院进行志愿服务活动。

3. 与时俱进、不断创新，实现品牌化发展

活动自开展以来，明确服务基层民众的目标，发挥中医药技术项目特色，在积累的经验的基础上，不断创新，走品牌化发展道路。

（1）与时俱进

在服务过程中，不断完善服务内容、服务制度；不忘加强新时代党的理论知识的学习，关注时事政治新动态，用最新的政治思想理论指导健康服务工作；进一步拓展校内外的共建单位；及时更正不正确的服务方式，调动学生积极参与服务。

（2）不断创新

在服务范围上，由校内扩展到校外，由附近的风景湖公园延伸到偏远的社区、村落，扩大覆盖面；在服务对象上，服务包括老人、儿童、残疾人等特殊群体在内的普通居民；在服务内容上，针对不同的人群，开展不同的健康服务活动，如儿童以身心健康辅导为主，老人以养生保健指导为主，特殊群体以康复训练指导为主⋯⋯

同时，开通微信公众号，推广活动，宣传志愿精神。在活动开展过程中，积极探索微信平台，通过微学堂、讨论圈、微资讯等方式积极开展学生的理论学习活动，如开展缅怀先烈之"英雄，我想对您说"活动；发布团支部最新思想政治理论学习成果的动态；通过微信平台为志愿者答疑解惑，促进教师和学生的互动交流。

（3）基于"青年红色筑梦之旅"，创建"红医行动"品牌项目

由厦门医学院临床医学系学生志愿者组成的"红医行动"团队，发挥

下篇 医学生担当精神培育实践

专业特色,将红色精神与中医药文化相结合开展活动。旨在通过寻找当地老红军,通过校社合作,融合线上线下互动,地点以灌口为中心,延伸至集美区各街道、社区、学校,开展系列以"传承红色精神"为主题的健康服务活动,为群众带来别开生面的红色精神传承盛宴。该项目曾获第四届"互联网+"厦门医学院赛区创新创业大赛青年红色筑梦之旅赛道二等奖,曾获省扶贫项目补助资金。项目的开展受到合作单位的一致好评。

(三)工作实效与经验

经过半个多学期的理论学习、社会实践的开展,临床医学系实践育人活动取得良好成效与经验,主要体现在以下几方面:

1. 将社会担当使命内化于学生思想

青年学生富有活力、创造力,在深入学习贯彻习近平新时代中国特色社会主义思想的系列活动中,能结合自身专业,开展形式多样的学习和实践活动,将社会担当使命内化于心。以不忘救死扶伤的初心,永远跟党走的决心,在中国特色社会主义新时代绽放青春梦想。系列活动促进了学生的政治学习和爱国主义、集体主义教育。在学习过程中,针推、康复专业的学生通过视频表示了共铸医魂、勤学医技,为祖国医学事业增添风采的决心。

2. 通过社会实践活动,践行社会主义核心价值观

自党的十九大以来,临床医学系思政教育工作者积极响应校系号召,纷纷认真学习、领会党的十九大精神,参与指导社会实践服务,提高学生的服务意识和社会责任感,结合专业特色,开展了一系列主题鲜明、形式新颖、内容丰富的活动。围绕"学雷锋好榜样"等主题开展的社会实践活动,特别是推拿志愿服务、医养健康知识宣讲深受校内外人员赞赏。灌口镇顶许村幸福院义工社团更是多次邀请系里学生志愿者参加义诊活动,这大大提高了学生的服务热情,学生们把自身的专业能力与社会需求有效结合起来,努力践行社会主义核心价值观,提升社会责任担当意识。

3. 以"志愿活动"为载体,弘扬中医药文化,增强文化自信

在党的十九大报告中,习近平总书记提出,我们要坚定文化自信,推动社会主义文化繁荣兴盛。临床医学系针灸推拿专业具有浓厚的文化色彩,学生以弘扬中医药文化为己任,在实际工作中用文化自信指导实践,以志愿活动为载体弘扬中医药文化。通过志愿服务活动,学生能更深刻意识到:文化自信即对传统文化的传承,对中医药文化应有自信,除了学习中医药知识,更要学会用中医药知识服务他人。在系列主题活动中,更是以针灸推拿、传统康复技术专业特色为切入点,以"不忘初心,爱心医疗"为宗旨,用实际行动推广中医药文化,提升文化自信,争做新时代的弄潮儿。

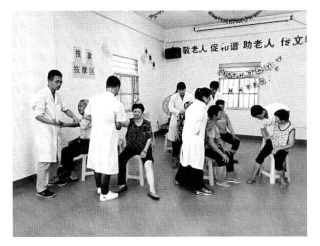

图 22　为居民开展推拿服务

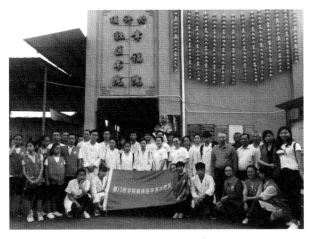

图 23　志愿服务活动合影

（张惠珍）

第二章　奉献大爱

第一节　凸显定量性,推进志愿服务机制全面提升

一、构建"三全"志愿服务体系,培育有大爱的医学人才

(一)案例综述

医学生肩负着"健康所系,性命相托"的神圣使命。培养有大爱、有担当的医学生对为我国医学卫生事业输送合格的建设者和接班人具有重大而深远的意义。本案例从口腔医学系学生志愿活动工作的实际出发,通过构建全员、全过程、全方位的"三全"志愿服务体系完善学生志愿活动的顶层设计、搭建稳定的志愿服务平台、结合党建工作等,学生在志愿活动中奉献大爱、感受大爱,成为具有大爱、敢于担当的医学人才。

(二)案例解析

1.案例思路与理念

本案例是通过构建全员、全过程、全方位的"三全"志愿服务体系,实现培育富有担当精神的医学人才的目的。

(1)全员参与

"全员"是指口腔医学系的全体师生都要参与。教师要带头做志愿活动,以身作则,同时要指导学生的志愿活动,提升学生志愿服务的质量,学生则是志愿活动的主体。厦门医学院坚持德育为先,发展素质教育,把培育和弘扬社会主义核心价值观融入教育教学的全过程,教育学生做对国家尽忠、对父母尽孝、对单位尽责、对病人尽心的"四尽"医学人才。学校从 2010 年开始,就对在校生开展"128·3"工程。"1"是指学生在校期间要完成 100 小时志愿服务。

厦门医学院"128·3"工程实施方案明确指出,学生在校期间可通过以下方式完成 100 个小时志愿服务:参与由校青年志愿者协会组织的面向全校学生的志愿服务活动;参与由系部党、团组织面向本系学生组织的志愿服务活动;参与由学校各部门、社团、学生组织开展的志愿服务活动;

自行依法开展的志愿服务活动。

（2）全过程贯穿

"全过程"是指志愿服务要贯穿高校教育和大学生成长成才的全过程。实践教育是培养大学生成长成才的必要环节，必须贯穿高校教育的全过程。志愿服务活动也是一种实践教育，可以让学生在活动中将理论联系实际，从而更好地掌握课堂知识。

学生在校期间要完成至少100小时的志愿服务，5年制的本科生每学年至少要完成25小时的志愿服务。如果要评奖评优，则每学年至少要完成50个小时的志愿服务。每学期志愿服务小时数超过25小时的可以在综合测评时加分。所以，志愿服务贯穿了学生在校受教育期间的全过程。除了学校规定的志愿小时数以外，学生党员或者入党积极分子要参加党组织的志愿活动，受到资助的贫困生要参加慈善爱心志愿活动。

（3）全方位实施

"全方位"是指志愿服务活动要覆盖到校内校外，多形式、多渠道、多平台开展。既可以在校内服务师生，也可以在校外服务民众；既可以有结合专业特色的活动，发挥学生的专业特长，也可以有专业以外的活动，丰富志愿活动的形式和内容。

2. 案例设计与实施

（1）完善学生志愿活动的顶层设计，提升活动管理效率和志愿服务质量

口腔医学系的志愿服务活动分为班级层面和系部层面。班级层面的志愿活动有：BRT志愿者、地铁站志愿者、图书馆志愿者，进学校或社区进行口腔保健知识宣传，进社区为老人测血压、血糖等；系部层面的志愿活动有："萌芽志愿服务队"口腔义诊及口腔保健知识宣传活动、集美区小学防龋齿行动——窝沟封闭、执业医师考点志愿活动等。

班级层面的志愿活动由班级自主联系服务单位，班级团支书负责统筹安排，按需安排班级的志愿活动。各班均有一名班导师指导班级的志愿活动。班级要向系团总支汇报志愿工作，团总支负责班级层面志愿活动的管理。系部层面的志愿活动有固定的服务时间："萌芽志愿服务队"每月一次活动，服务内容为进社区开展口腔义诊及口腔保健知识宣传活动；集美区小学防龋齿行动——窝沟封闭志愿活动每年一次，为期两个月，为集美区的小学生做窝沟封闭，预防蛀牙；执业医师考点志愿活动每年一次，为期一周，为厦门医学院执业医师考点考试顺利进行提供强有力的保障。系部层面的志愿活动由系党支部管理。每个志愿活动都配备活动导师，活动导师由系部老师轮流担任。每次活动之前活动导师要对学生进行培训，以保障志愿服务质量。

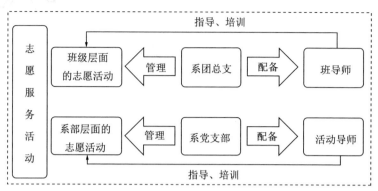

图 24　口腔医学系学生志愿服务活动顶层设计

（2）搭建稳定的志愿服务平台，便于大爱传承

班级层面的志愿服务活动由于是各班自行联系服务单位，所以服务场所和服务时间均不固定，没有一个长期合作的服务单位，这样既不利于形成厦门医学院口腔医学系志愿服务的品牌形象，也不利于志愿服务的传承。对于班级来说，找到一个志愿服务的单位其实是很不容易的，需要花大量的时间去寻找、去沟通。如果能与一些好的志愿服务单位一届一届地合作下去，不仅可以提高班级志愿服务的效率，也便于打造专业的口腔医学系志愿服务的品牌形象，让口腔医学系志愿服务深入人心。形成品牌，有了影响力，就可以更好地服务更多的民众。因此，搭建稳定的志愿服务平台势在必行。

2019 年 4 月 30 日上午，口腔医学系在躬行楼 327 会议室举行了首批合作的"大学生志愿服务基地"签约仪式。首批签约单位以幼儿园为主，包括新亭幼儿园、鸿树桥幼儿园、温馨幼儿园、蓝翔幼儿园，还有三社小学。预计到 9 月底，口腔医学系将签约 12 所幼儿园、小学。10 月将全面启动合作计划，由一个班级对接一所学校，进行长期合作。上一届的学生离校实习以后把这个基地交接给下一届的学生，双方继续合作。

签约基地的志愿服务内容，以儿童口腔保健知识宣传为主，让儿童了解更多与牙齿有关的知识，让他们学会保护牙齿、学会正确地刷牙，提高他们对牙齿重要性的认识，帮助他们养成良好的口腔卫生习惯，让孩子们尽可能免受口腔疾病的困扰。除此之外，还可以根据校方的需要，提供一些其他的志愿服务项目。

（3）与党建工作相结合，发挥党员的先锋模范作用

抓党建，促业务。在业务工作中不断发展党建、检验党建的工作成效。党建与业务的有机结合具有重要意义，在构建"三全"志愿服务体系上，党建工作与业务工作要做到"两个方面结合"。

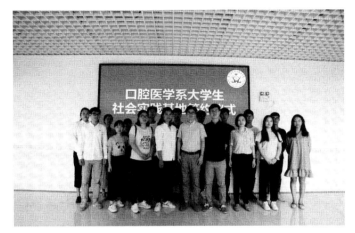
图 25　口腔医学系大学生志愿服务基地签约仪式

一方面,要把党建目标任务与学生志愿服务活动相结合——依托志愿活动,建设服务型党支部。要始终把党建工作作为一项重要的基础管理工作,与学生志愿服务活动一起部署、一起检查、一起总结,增强广大党员干部做好党建工作的积极性和主动性。因此,系部层面的志愿活动直接由口腔医学系党支部管理和部署。

另一方面,要把党建工作和业务工作职责相结合,针对学生志愿服务活动的需要,发动党员干部确保志愿活动顺利开展。比如给志愿活动配备活动导师,党员教师要起带头作用,主动承担导师职责,给其他老师树立典范,以提高系部老师参与活动的主动性和积极性。学生党员和入党积极分子要积极参与志愿服务活动,在学生中起模范带头作用,以提高其他学生参与志愿活动的积极性。

3. 工作实效与经验

(1) 工作实效

一是口腔医学系生的志愿服务热情被全面激发。口腔医学系师生每年参与志愿服务的人数超过万人。志愿活动覆盖了集美区所有的小学、部分幼儿园以及一部分社区,已经形成了一定的品牌效应,未来还将延伸至更多的区域,服务更多的人群。

二是口腔医学系志愿服务活动越来越规范。完善的顶层设计规范了志愿活动的管理。导师制的实施保证了活动的质量。长期合作实践平台的搭建,使得深入的志愿服务活动更多,更贴近被服务对象的需求,被服务对象的满意度得到了提升。如今已经实现志愿活动零差评、零投诉。

（2）主要经验

一要又红又专。"红"是要坚定正确的政治方向,坚持党建促业务,把志愿服务工作与党建工作相结合,充分发挥每位师生参与志愿服务的积极性。比如由党支部牵头部署志愿服务活动,由支部党员和入党积极分子带头做志愿活动,出行活动要佩戴党员徽章、带党旗等,充分展示红色元素。二者相互促进,既能更好地完成志愿服务活动,又能促进服务型党支部的创建。"专"是要结合口腔专业特色,挖掘口腔专业特有的文化内涵,并与中央精神、时代精神相结合,在发展的过程中始终要注意总结提炼,强化自身品牌的建设,打造厦门医学院口腔医学系志愿服务品牌。品牌的建设有助于志愿服务活动的宣传,有助于提升厦门医学院的影响力,提升口腔医学系党支部的影响力。

二要大力宣传引导。厦门医学院"128·3"工程的实施,要求学生在校期间要完成 100 个小时的志愿服务,如果想要评奖评优,则需要完成更多的志愿小时数。这可能会使一些学生在做志愿服务的时候带有功利的思想——为了完成任务,为了获得评奖评优的资格,所以宣传引导很重要。辅导员要开主题班会,跟学生详细解读"128·3"工程,让学生理解100 个志愿小时数的内涵。班导师及活动导师在每次活动指导、培训时都要不厌其烦地强调志愿服务活动的初衷,真正让学生入耳、入脑、入心,有效引导学生通过志愿活动奉献大爱。这样才能真正实现培养富有担当、具有大爱的医学人才的目的。

三要注意责任落实。学生志愿服务活动内容丰富,数量繁多。尤其是校外的志愿活动,学生出行安全、志愿服务质量都需要得到保障。导师制的实行,让口腔医学系的每个志愿活动都有保障。导师对具体的志愿服务活动负责,责任落实到人,可以有效调动系部教师的积极性和责任感。有导师跟进、指导,不仅能使志愿活动有序开展、有始有终,而且能在很大程度上提升志愿服务的质量,学生也能真正从活动中有所收获。

(三)案例点评

1. 案例典型特征

有党味,德才兼备。本案例坚定正确的政治方向,坚持以党建促业务,把志愿服务工作与党建工作相结合,充分发挥全体党员参与党建工作的积极性。在志愿服务活动中彰显红色元素,有利于扩大党支部的影响力,塑造党员的先锋模范形象,吸引更多的有志青年认识党、了解党、加入党。在党支部的组织和领导下,打造专业的口腔志愿服务活动品牌,也能扩大党支部的影响力。

有人情味,师生共建。"三全"志愿服务活动体系的建设发动口腔医学系全体师生,大家心往一处想,力往一处使。这样师生共建的服务体系是最牢固的,是有人情味的。

有组织有计划,注重传承。从志愿服务的顶层设计到服务平台的搭建,口腔医学系"三全"志愿服务体系在逐渐完善,注重资源共享、大爱传承。

2. 案例推广价值

大爱,不应是医学生独有的,所有的大学生都应该培养这种对社会的责任和担当。培养有大爱、有担当的大学生,不是医学院的专属任务。志愿服务实践活动作为学校教育的第二课堂,是学校第一课堂教育的必要补充。当前,各个高校都在积极探索志愿活动的新方法、新思路,所以该案例具有一定的推广价值。

3. 思考与建议

虽然我们经过努力取得了一定的成效,但还有进步的空间。在构建"三全"志愿服务体系的过程中,我们应该积极利用学校的资源,同时借鉴兄弟院校的好经验、好做法。所谓"他山之石,可以攻玉",借鉴交流对于我们进一步完善志愿服务体系将起到重要的作用。

(陈　芳)

二、青春奉献热血　团结建设集体

(一)案例综述

大学生正处于道德品质形成的"拔节孕穗"期,大学生的道德品质养成不是仅仅接受道德教育就可以完成的,还必须通过参与道德实践活动,将道德理论内化为大学生个体的个性心理品质,形成大学生个体的内在道德需要,进而外化为大学生个体的道德行为习惯。养成基本的道德素质是大学生在大学阶段的重要使命,而志愿服务为大学生道德养成提供了良好的平台。

志愿服务是一项重要的道德实践载体。大学生在志愿服务过程中,举着统一的青年志愿者旗帜,穿着统一的青年志愿者服装,奉行统一的"奉献、友爱、互助、进步"宗旨。这种统一使用规范化标识的举措,不仅起到了向社会宣传志愿服务理念,让人们认识了解志愿服务的真正意义并认同、支持志愿服务事业的作用,也使大学生志愿者产生了身份认同感和强烈的归属感,使志愿组织中每一个成员都充分发挥主人翁的责任感,共同塑造和维护志愿者的形象,团结协作,共同致力于志愿服务目标的完成。护理学系自2012年起,结合自身专业特点,成立林巧稚爱心护理服务队、尚行服务队等专业志愿服务团队,学生们以团队的形式走进养老院,走进乡村,走进社区,开展形式多样的志愿服务活动。在带动群众,传递积极向上、乐于奉献的社会正能量的同时,志愿者们也认识了更多的朋友,组建成更好的队伍。

(二)案例解析

1. 案例的思路与理念

为进一步培养乐于奉献、团结向上、敢于担当、心怀大爱的新时代医学生,以学校"128·3"工程为平台,在护理学系党总支、团总支的带领下,全系师生共同参与,形成了良好的志愿者管理机制。以班级为最小单位,发挥班集体的主动性,各班团支书主动到学校周边寻找适合发挥本班特色的志愿者服务地点,目前护理学系各个班级都有固定的服务点。护理学系目前已和安仁社区、国贸泰和康复医院、厦门市爱欣老年公寓、集美区集美街道社区卫生服务中心等多家单位签约,建立了护理学系的志愿者服务基地,每周都会组织志愿者到基地进行志愿者服务。护理学系还开展暑期"三下乡"、急救技能展示等志愿者服务,将志愿服务与专业特长相结合,与服务社会相结合。护理学系的志愿服务呈现长效化、制度化、项目化的特点。每年护理学系都会通过评选"最美志愿者""最佳志愿团队"等形式表彰先进、树立典型,鼓励全系护理学子积极参加志愿活动。

2. 案例的设计与实施

(1)走进周边,发挥所学

护理学系学生以班级为单位到厦门医学院附属第二医院参与导诊,到集美区图书馆进行图书整理,到养老院陪伴老人等。在医院,志愿者们帮助病人及其家属进行引导工作,并在护士长的指导下进行资料整理等工作,提前熟悉护士生活。在图书馆,志愿者们进行图书整理、图书馆秩序维护等工作。在养老院,在专业教师的带领和指导下,志愿者们向老人们普及常见老年疾病如糖尿病、高血压、低血糖等的相关知识,还从日常饮食、生活习惯等方面有针对性地向老人们提供建议和帮助。志愿者们深入养老院与社区老年群体,陪老人们聊天、下棋,给行动不便的老人喂饭,让他们感受家的温暖;同时,还定期提供义诊服务,为老人测量血压、血糖,关注他们的身体变化情况,及时提供有针对性的饮食和生活习惯小建议。每次活动结束后,志愿者们都与老人们合影留念,照片中老人们灿烂的笑容,是对志愿者最大的鼓励。老年人关爱活动使孝道入人心、入校园、入社会,推动形成敬老爱老的良好社会风气。

(2)基地建设,服务社会

护理学系目前已和安仁社区、泰和康复医院、厦门市爱欣老年公寓、集美街道社区卫生服务中心等多家单位签约,在这些单位建立志愿者服务基地,以组建相应志愿者服务队的形式,定期到各服务基地进行志愿者服务。护理学系教师也会定期到各服务基地去了解志愿者服务情况,听取各志愿者基地负责人的反馈,并指导志愿者服务队进行总结改进。

(3)应急救护,人人参与

针对当前存在的广大群众普遍缺乏急救知识、对急救方式认识不到位等问题,护理学系组织志愿者走进社区、乡村等开展应急救护宣教活动,现场演示心肺复苏、止血、三角巾包扎等急救技能,宣传"人人学急救,急救为人人"的应急救护理念,提高广大群众自救互救能力。每次志愿服务前,教师会对学生志愿者进行培训、演练,以确保志愿服务的顺利进行。急救培训过程中,志愿者采用互动方式,围绕突发事件,结合日常生活,分别就急救的重要性、基础知识、常见紧急情况的预防和处置方法进行讲解和示范,尤其对如何在事故发生第一时间采取正确、有效的应急措施,最大限度地在医生和救护人员到来之前协助挽救生命作出介绍。同时,志愿者们还与社区居民、养老院工作人员一对一互动,就心肺复苏、止血、包扎等急救技能进行模拟操作和示范演练。志愿者们运用自身所学知识,将理论付诸实践,真正做到"学以致用"。

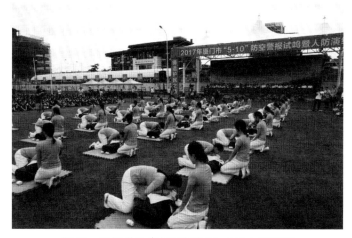

图 26　组织学生参加厦门市"5·10"人防演练

(4)上山下乡,深入乡村

护理学系结合医学生专业特点开展专业化、特色化的暑期"三下乡"活动:志愿者们到革命老区、红色圣地进行参观学习,接受党史学习教育,开展红色教育实践活动;到乡村义诊、健康宣教、关爱留守儿童、慰问孤寡老人等。通过"三下乡"活动,激发大学生责任意识,增强大学生社会责任感,让大学生体察百姓疾苦,主动发现社会问题,从而更自觉地学好本专业知识技能,提高自身综合素质,以实际行动践行社会责任,更好地为国家发展做贡献。

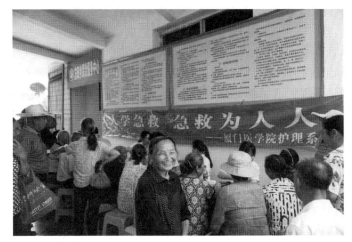

图 27　组织学生利用暑期"三下乡"社会实践深入农村义诊、健康宣教

3. 工作成效与经验

护理学系全体学生在校期间平均每人每年志愿服务时长超过 100 个小时。2013 年、2015 年、2017 年、2018 年都有"三下乡"团队被评为福建省大中专学生志愿者暑期"三下乡"社会实践活动优秀团队。2017 年、2018 年、2019 年代表学校参加了厦门市民防局、厦门市红十字会组织的应急疏散演练活动。《厦门日报》《厦门晚报》《海西晨报》、厦门网等媒体都报道过护理学系服务队的志愿服务情况。志愿服务活动不断提升系部凝聚力。在先进志愿服务师生的带领下,林巧稚爱心护理服务队已有成员近百人。师生通过社区与养老院的志愿服务,体验基层工作环境,了解群众需求,不断完善志愿活动项目。在服务过程中,他们将理论联系实际,并在实践中不断提升自身的综合能力,使未来的工作更加贴近群众。志愿服务是医学生实践自身专业技能,培养奉献意识的良好渠道,通过深入社区,学生们磨炼自身意志品格,不断培养细心、耐心与责任心。医护岗位承载着重要的责任使命,需要学生从在校时起持续培养奉献意识,心怀感恩,一路前行。

部分志愿者刚开始进行志愿服务时不够积极主动,但由于在志愿服务过程中被其他思想觉悟高、积极上进、主动自觉参与志愿服务的同学感染,被服务对象感染,被服务成效感染,体验到人生的真正价值,产生了强烈的自豪感和荣誉感,升华了道德认知,最终发自内心地自觉自愿参与志愿服务行动。在志愿服务队里,先进带动后进,先进影响先进,整支队伍一起前进。护理学系通过评选最美志愿者、最佳志愿团队等形式表彰先进、树立典型,引导全系学生践行志愿精神。

（三）案例点评

1. 案例典型特征

护理学系结合医学生专业特点开展形式多样的志愿服务，将志愿服务与专业特长相结合，与服务社会相结合。通过志愿服务活动，同学们对服务社会有了更深一步的了解和认识。作为青年大学生、医护工作的接班人，志愿者们坚持为人民服务的初心，牢记使命，不断增强社会责任意识。通过志愿服务，志愿者们懂得了为他人服务、无私奉献、以集体利益为重，增强了社会责任感，摒弃了自私自利、功利主义的思想。

2. 案例推广价值

志愿服务活动可以使大学生充分认识到服务活动开展的意义和作用，引导他们在服务活动中培养能力，树立正确的价值观，形成社会责任感，引导学生转变以自我为中心的思想，树立团队合作意识，形成对他人负责、对团队负责、对社会负责的意识。大学生通过志愿服务活动帮助他人，为社会和祖国做贡献，更好地激发社会责任感。

3. 思考与建议

志愿服务倡导的奉献、友爱、互助、进步的精神体现了积极向上的价值取向，对于培养学生的社会责任感、集体荣誉感有着积极作用。但也应看到志愿者活动制度还不够完善，还有很多需要努力的地方。

（1）完善保障，落实培训

大学生志愿者外出参加志愿活动，应给予基本的经济保障和安全保障。同时针对其参加的志愿活动进行专业的岗前培训，让大学生能更好地完成志愿者活动，获得他们对志愿活动的肯定和支持。

（2）适当监督，明确责任

通过对大学生志愿者活动的抽检、对方单位的反馈、学生的心得等形式对志愿者活动进行适当的监督，及时处理一些态度懒散、推诿工作等情况。同时，还应明确志愿者责任。若没有明确的内部责任，会造成志愿活动的混乱，产生很多负面效应，尤其对于心智尚未完全成熟的大学生志愿者来说，这种负激励可能会产生更加明显的负作用，让大学生参与志愿者活动的积极性渐趋减弱，严重影响大学生志愿者活动的发展。

（3）自我启动，树立主体意识

高校中志愿活动的发布大部分为校方占主导地位，动员学校资源，吸引学生参与。这种学校主导的志愿者活动，往往导致服务动机、目的和对象不确定，很难真正调动他们的内在志愿精神，以至于在活动推进的过程中，大学生志愿者不能很好地感受到服务的价值，很容易把志愿服务的目的混淆成学校的某项任务，所以我们应该引导志愿者活动从校方启动占主导向自我启动占主导的模式转换，在开展志愿者活动时，树立起主体意识，让大学生志愿者从内在自觉的角度开展活动。

（邱志澈）

第二节　凸显专业性，打造医学特色服务项目

一、善行无迹之周末导诊

（一）案例综述

临床医学系结合自身实际情况和专业特色，在学校有关部门的大力支持下，成立了"善行无迹"志愿服务队。这支队伍由临床医学系家庭贫困学生组成，目前 2018 级队员共有 21 人，主要在医院开展导诊志愿服务。"善行无迹"志愿服务队严格来说是一支勤工助学队伍，他们既是被资助对象，活动期间每月可以获得一定的勤工助学金，有助于缓解家庭经济负担，更顺利地完成学业；他们也是服务社会、奉献大爱的团体，在志愿服务中贡献出自己的力量，回报社会。临床医学系秉承"让善行成为一种习惯"的理念，弘扬"阳光、大气、善良、感恩"的校风，开展"善行无迹"志愿服务活动，旨在让贫困生在关爱中成长，增长社会经验，勤勉自强，用善心善行回报社会，奉献出自己的一份爱。"善行无迹志愿服务队"根据医院导诊部门的安排开展相关工作，主要为就医人员提供就医咨询与引导、心理抚慰、人文关怀、文明倡导等志愿服务。该服务活动获得了医院和群众的肯定，队员们也表示在活动中获得了成长，对善心善行有了更深的理解，很开心在受资助的同时能用专业知识服务他人。

（二）案例解析

1. 案例思路与理念

大医精诚，止于至善。善行一日容易，善行一世不易。2018－2019 学年，临床医学系持续开展"善行无迹"志愿服务，将善行传递下去，让善行成为一种习惯。受之于善、施之以善，"善行无迹"志愿服务旨在让贫困学生在受到资助的同时，在社会实践中提升自身综合素养，并用自己的专业技能服务社会、回报社会，用善行修炼善心，奉献大爱。"善行无迹"志愿服务活动深入践行社会主义核心价值观，促进学生在社会实践中成长成才，使学生精神得到升华、素质得到提升，让学生常怀"善良、感恩、奉献、大爱"之心。

2. 案例设计与实施

（1）活动主题及志愿服务队队名

主题：让善行成为一种习惯；

队名：厦门医学院临床医学系"善行无迹"志愿服务队。

（2）组织单位

厦门医学院。

（3）工作机制

临床医学系青年志愿者协会分会（以下简称"系青协分会"）面向全系家庭经济困难学生,开展"善行无迹"志愿服务队队员招募工作,并根据队员专业和其他情况进行分组。志愿服务队定期定岗开展志愿服务,主要工作时间为 2018—2019 学年在校期间（为期近 10 个月）的周末,主要工作包括医院导诊服务等。志愿服务队由系青协分会管理,由服务所在单位进行考核。

（4）志愿服务项目

厦门医学院附属第二医院导诊:

服务对象:厦门医学院附属第二医院就医人员;

志愿者:临床医学系贫困学生 21 人（分为周六组和周日组）;

服务时间:2018—2019 学年在校期间（为期近 10 个月）,每周六、周日 9:00—12:00;

服务内容:根据医院导诊部门安排开展相关工作,主要为就医人员提供就医咨询与引导、心理抚慰、人文关怀、文明倡导等志愿服务。

（5）活动要求

第一,树立安全意识。志愿服务队队员在志愿服务期间应树立安全意识,志愿服务小分队队长应加强队员安全教育。

第二,遵纪守法,热情服务。志愿服务队队员应遵守单位既有的工作制度和工作纪律,按时到达工作岗位,按规定时长完成志愿服务,不迟到,不早退,不擅自离岗;服从安排,不擅自行动;工作态度热情、认真、有耐心、有礼貌,不怕苦不怕累。

第三,总结经验,不断完善。"善行无迹"志愿服务是我系志愿服务特色项目,为推进项目长期化、常态化发展,系青协分会、志愿服务队应在具体工作实践中不断总结经验,对项目开展过程中存在的问题有所思考,完善项目运行机制。

第四,加强宣传,扩大影响。志愿服务队在工作中注意保留影像,加强活动宣传,传递爱的正能量。

（6）项目经费预算

序号	志愿服务项目	人数	期限	补助标准	补助金额
1	厦门医学院附属第二医院导诊	21 人	10 个月	600 元/(月·人)	126000 元
合计					126000 元

3. 工作实效与经验

"善行无迹"志愿服务活动不仅让贫困学生自立自强获得资助,同时也让他们在活动中获得成长,用自己的知识服务社会,用自己的善心善行回报社会,奉献出自己的一份爱。该活动获得了医院和群众的一致肯定,队员们也表示对善心善行有了更深的理解。每次导诊结束后,队员们都会写心得体会,从中可以发现他们的精神得到了升华、素质得到了提升。总而言之,"善行无迹"志愿服务成效显著,它是助人与被助的有机结合,有效地培养了学生善良感恩的品质和奉献大爱的精神,值得肯定和鼓励。让"善行无迹"一直进行下去,让善心一直传递下去,让善行成为一种习惯。

(三)案例点评

1. 案例的典型特征

"善行无迹"志愿服务队的队员皆为家庭经济困难学生,他们在社会实践中勤工俭学,既是受资助的对象,也是服务社会的力量。学生通过该志愿服务活动既可以感受自立自强又可以体会奉献大爱,同时导诊服务与学生专业知识的契合性也有助于学业的发展,因此一举三得。

2. 案例的推广价值

受之于善、施之以善,该志愿服务活动是助人与被助的有机结合,有效地培养了学生善良感恩的品质和奉献大爱的精神,因此该案例有较好的推广价值。而且,目前各大医院的就医人员普遍较多,而医院自有导诊人员非常有限,无法真正满足就医人员需求,所以该案例的推广具有现实意义。

3. 思考与建议

"善行无迹"志愿服务队的活动目前只有导诊,略显单调,在发挥学生专业知识方面不够充分,未来可以考虑更加多样的志愿服务活动。

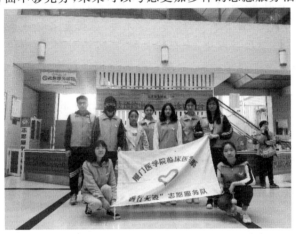

图 28 "善行无迹"志愿服务队周六组队员导诊后合影

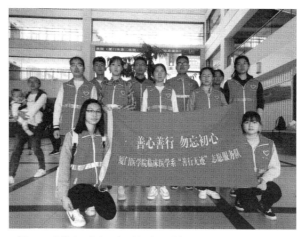

图 29 "善行无迹"志愿服务队周日组队员导诊后合影

(郭永棒)

二、小医大爱青春献给祖国——"及人之幼"实践队"手"护健康行

为响应国家"健康中国 2030"战略部署,厦门医学院"及人之幼"社会实践队充分发挥医学院校社会职能,以实际行动投身社会实践。

(一)活动综述

2019 年 7 月 14 日—23 日,"及人之幼"社会实践队走进福建上杭红色革命老区汲取红色担当精神,进行中医小儿推拿适宜技术可行性调研,开展公益培训、小儿推拿体验等实践活动,推广小儿推拿适宜技术,维护儿童健康成长,为缓解目前儿科医生紧缺提供思路。

福建省龙岩市上杭县是著名的革命老区,第二次国内革命战争时期中央苏区的重要组成部分,辖 17 个镇。实践队通过入户访谈、问卷调查等形式开展调研活动,多方面深入了解儿童医疗卫生状况。

1. 儿科医生紧缺

有数据显示,中国儿科医师缺口至少有 20 万。2016 年 2 月 15 日,福建东南网报道了福建各医院儿科医生紧缺的情况。"及人之幼"实践队经过调研,了解到上杭县蛟洋镇有 25 个行政村,25 名乡村医生,规范管理的 0~12 岁儿童 5603 名,其中留守儿童 102 名;才溪镇有 14 个行政村、18 家卫生所、25 名乡村医生,规范管理的 0~12 岁儿童 4641 名,包含留守儿童 47 名。两镇乡村医生均未通过继续教育培训获得资质,没有一名专业儿科医生,革命老区儿童医疗卫生保障亟待加强。

2. 儿童医疗卫生意识薄弱

充分的医疗卫生保健意识意味着使人生活在健康的环境中,利用所需资源和信息照顾自己和亲友的健康。儿童医疗卫生不仅关系着"健康中国 2030"的战略部署,更关系到祖国未来。通过入户调查和现场体验推拿活动,实践队发现蛟洋镇和才溪镇均没有儿科医生,监护人本身医疗保健意识不足,对于生病儿童常常自行使用耳熟能详的抗生素,用药量为"成人一半",而儿童卫生保健模式几乎和成人相同。实际上,儿童并不是成人简单的缩影,儿童卫生保健意识淡薄、医疗保健不规范,将使得儿童面临不小的健康隐患,这必然影响全民健康覆盖和可持续发展目标的实现。

3. 对祖国医学小儿推拿认识不足

近年来,小儿推拿在大中城市迅速发展,但在基层基本无人问津。在蛟洋镇和才溪镇,部分家长热爱中医并了解过小儿推拿技术,但不知道从何学起、去哪里学;而多数家长对小儿推拿感到陌生,怀疑它的疗效,认为中医就是慢郎中,不肯轻易尝试小儿推拿,这非常不利于传承中医文化,推广小儿推拿和弘扬中华民族优良传统文化。

(二)活动设计与具体实施

小医践行大爱,"及人之幼"实践队此次活动围绕助力新时代文明实践中心的建设,以小儿推拿适宜技术推广为主线,开展小儿推拿公益培训、小儿推拿实践体验以及儿童绘本阅读、垃圾分类知识宣传、敬老院送爱心活动。

1. 弘扬中华民族传统美德,融入社会主义精神文明

实践队依托社会实践活动,发挥医学生专业特长帮助他人、服务社会,将理论学习成果转化为具体行动,弘扬中华民族"幼吾幼以及人之幼,老吾老以及人之老"优良传统美德,践行社会主义新时代精神文明。

小儿推拿手法轻快柔和,操作过程有利于营造温馨的氛围,促进亲子关系融洽,增强儿童安全感,有利于儿童,尤其是缺乏父母关注的留守儿童的身心健康。在蛟洋镇的活动中,托管班的留守儿童因为"舒服",每天来到现场等待实践队员推拿。这给参加活动的家长和托管班老师,带来了不小的触动。这次活动得到了当地媒体关注,实践队希望通过媒体传播,呼吁全社会关注、关爱革命圣地留守儿童,助力其健康成长,共同助力新时代文明中心建设。

实践队还专程走进养老院,为老人送去晚辈的欢乐和心意,教授老人们健身气功八段锦,鼓励老人们找到丰富生活、强身健体的途径。

2. 响应国家战略号召,发扬中医文化

博大精深的中医守护着中华民族,使中华民族生生不息。小儿推拿适宜技术是祖国医学一绝,属于绿色疗法,它不受医疗设备限制,易操易

练,可以提高儿童抵抗力,具有保健和治疗作用。为响应建设健康中国战略号召,实践队员转化专业知识为技能,在投身推广中医小儿推拿过程中,增强当地群众的中医文化自信。实践队编写实用的小儿推拿手册,制作寓意小儿推拿为祖国医学宝贵文化的熊猫宣传扇,开展公益培训,使得中医健康育儿法和儿推技术均深得村民认可。在蛟洋镇,实践队在调研中欣喜地了解到,参与活动的几位家长去年对儿推不了解,今年已将其作为一技之长实现了再就业。开展小儿推拿体验活动时,实践队员手把手教乡医和家长日常保健手法,指导他们为咳嗽、厌食、肝气不舒等身体不适的孩子推拿,疗效确切,增强了村民对祖国医学的自豪感,使他们更加热爱中医,这为保护和推广中医小儿推拿技术打下了稳定的群众基础。

3. 倡导精神文明生活,践行社会主义核心价值

队员们积极主动寻找社会问题,针对当地阅读量异常不足、垃圾处理意识淡薄的社会现象,开展儿童乐于参与、家长方便参与的游戏和活动,丰富符合社会主义核心价值的精神文明生活。实践队员引导家长充分利用手机,通过关注"及人之幼小儿推拿"公众号、进入线上"小儿推拿交流"微信群等多种形式,进一步学习小儿推拿技术,社会实践结束后转向线上延续。除现场绘本阅读和生动直观的垃圾分类游戏之外,实践队员查找并分享健康的电子阅读平台让村民感受亲子阅读。这些方式既保证了公益推广小儿推拿的长效性,也倡导了充满正能量的精神文明生活方式,增强了学生主动培养社会责任感的动力。

4. 开展红色实践,坚定理想信念

实践队推广小儿推拿技术并不顺利,面对拒绝、不屑、对公益推广的真实性的质疑,实践队学生的专业知识和情怀在输送技术的过程中经受住了检验。在中共闽西第一次代表大会会址蛟洋镇文昌阁、蛟洋大礼堂、才溪镇毛主席纪念馆,实践队员参加红色教育实践活动,聆听过去的故事,感受红色革命脉搏。通过历史与现实的对比、过去苦难与如今和平的对照,实践队员们增强了担当使命意识,更加坚定了推广小儿推拿的信心和决心。不忘初心、牢记使命,红色实践教育成为实践队将小儿推拿适宜技术推广得更深更远的强大推力和助力。

(三) 活动成果

1. 直接成果

本次暑期实践为期 10 天,行程 300 多公里,服务基层儿童 214 人,家长 50 余人,公益培训 80 人,参与公益培训考核 35 人,发放宣传图书 162 册、宣传扇 214 把。本次实践共发放调查问卷 162 份,回收问卷 158 份,问卷有效率 97.5%,随机走访了 47 户当地居民,调查访谈 43 人,调查了才溪、蛟洋两地的医疗卫生条件和小儿推拿发展状况,完成了小儿推拿的可行性调查,收集了宝贵的一手资料,为今后小儿推拿技术的推广提供了有力支撑。

本次实践活动对促进厦门医学院同才溪镇政府之间签订友好互助的共建协议起到了桥梁作用,时任才溪镇党委书记温文达和时任厦门医学院党委副书记李黎明对在基层推广小儿推拿开展交流并达成共识,签订共建协议,共同助力上杭县新时代文明实践中心建设,同时为实践队日后的活动开展提供支持,建立长效服务机制。

在革命圣地普及小儿推拿是一次行走的德育课堂,连续开展两年的公益行动有利于培养医学生的吃苦精神和仁爱精神,培养医学生的担当信仰,使他们自觉地从思想上真正理解"好医生"内涵,为将来成为德厚、术湛的医生做好准备。

2. 间接成果

本次实践活动借助媒体公益宣传推广了小儿推拿,引起了社会各界人士对小儿推拿等传统文化和文明实践的重视,对上杭县新时代文明实践中心的建设起到了促进作用。小儿推拿属于绿色疗法,以穴代药,轻柔无痛,儿童乐于接受,家长和乡村医生都有积极反响,本次实践活动为保护和推广中医小儿推拿打下了扎实的群众基础。

(四)活动结论与思考

1. 以中医小儿推拿应对儿科医生紧缺切实可行

目前国内儿科医生数量不足,基层儿童医疗保健体系亟待完善。"及人之幼"社会实践队经过多次调研,查阅大量文献,学习相关文件,掌握基层儿童医疗保健的一手资料。小儿推拿不受医疗条件限制,适应基层缺医少药的环境,有利于提高儿童自身抵抗力,增强儿童身体素质,缓解和应对"儿科医生荒"。

2. 多形式活动扎实增强医学生担当精神培养

实践队师生与当地卫生院工作人员走进当地贫困家庭,深入了解一线医疗扶贫工作及政策,实现党的十九大精神实践教育。学生在实践中深刻领悟党的十九大精神,以新思想武装自我,完成了真正意义上的担当思想教育。

同时,实践活动既做到了"走出去输送技术",又实现了"带回来红色担当精神"。实践活动培养了学生吃苦耐劳、积极上进的品格,革命纪念圣地传递给学生红色气息,是培育学生担当精神的最好平台。

"及人之幼"实践队以青春践行小医大爱,推广小儿推拿活动,旨在应对目前儿科医生匮乏的局面。我们坚信只要续航,这颗蕴含担当精神的种子会在助力基层医疗中生根发芽,茁壮成长。

(荆素华)

第三节　凸显时代性,搭建符合青年特点与成长需求的服务活动平台

一、强志愿服务　铸医者仁心

(一)案例综述

厦门医学院药学系团总支青年志愿者部正式成立于 2016 年 9 月,其前身是成立于 2009 年 3 月的厦门医学高等专科学校药学系团总支青年志愿者部。自成立以来,药学系团总支青年志愿者部从药学系专业特色出发,围绕厦门医学院"对国家尽忠,对父母尽孝,对单位尽责,对病人尽心"的"四尽"人才培养目标,秉持育人初心,以青年志愿服务为载体,以培育医学生仁心为目标,强化医学生专业能力和价值引领。截至 2019 年 4 月 1 日,厦门医学院药学系累计注册志愿者 2000 多人,总志愿服务时长约 24664 小时,志愿帮扶 10000 多人,先后与厦门海沧医院、前埔医院、厦门地铁、灌口镇浦林村四家单位签署志愿服务"共建协议",深入厦门海沧医院、前埔医院、厦门地铁、灌口图书馆、风景湖公园、灌口中心卫生院、灌口中心医院、厦门集美东南医院、爱欣老年公寓、新亭小学、三社小学、锦园中医院、集美图书馆等 20 个单位开展日常志愿服务。这些服务活动彰显了良好的志愿服务精神,培养了良好的医者仁心情怀。

(二)案例解析

1. 案例思路与理念

志愿服务是大学生思想政治教育的重要载体,是培育大学生社会主义核心价值观的重要途径。正如习近平总书记所言:"志愿者是现代化管理事业的一个很重要的方面,在整个社会上培养的这种爱心,是我们社会主义核心价值的最核心的东西。"近年来,在学校各部门支持下,药学系部精心组织,积极引导在校大学生参与厦门市各项志愿服务,完善志愿服务制度,建立多样化志愿服务基地,打造品牌化志愿服务项目,拓宽了志愿服务面,提升了药学系团总支青年志愿服务的社会影响力,在提升医学生思想文化素质的同时,更为培育医学生良好的医者仁心打下了坚实基础。

(1)大学生志愿服务拓宽了医学生思想政治教育渠道

新时代,弘扬雷锋志愿服务精神不仅是社会发展的需要,更是高等教育"四个回归"的重要体现。强化医学生志愿服务,坚持以立德树人为核心,既在保障服务社会过程中,拓展大学生思想政治渠道,又把提高医学生思想道德水平和医者仁心有机结合起来,为新时代医学生人才培养提供有效

途径。

（2）大学生志愿服务弘扬了中华民族优秀的中医文化

医学院大学生志愿者的志愿服务活动，是对中华民族优秀的中医文化的传承与发展。一方面，医学院学生志愿者不计个人报酬、时间、精力，是对奉献、友爱、互助、进步志愿精神的良好诠释；另一方面，医学生在志愿服务当中，不断展现大学生的风范，积极发扬名医先贤的高超医术以及传统中医治病救人的敬业态度，传播了中华民族优秀的中医药传统文化。

2. 案例设计与实施

在强化志愿活动、培养医学生仁心仁德、突出实践育人上，厦门医学院、校团委、药学系团总支在不同方面给予青年学生志愿者服务活动持续性的关注和支持。从组织建设到制度保障，从思想引领到行动落实，厦门医学院药学系团总支青年志愿者活动在各级组织部门协同建设下，各项工作稳步推进。

第一，领导关注，强化思想引领。青年志愿活动是学校重要品牌活动，厦门医学院和校团委、系团总支给予青年学生志愿者服务活动持续性的关注和支持。每年初，校领导与团委均召开专题会议，研究部署一年的青年志愿活动工作，结合学校特点和厦门地方特色，围绕重要活动主题，对医学生青年志愿活动组织形式、内容进行周密部署和精心安排，确保各项志愿活动顺利开展，让青年学生志愿服务活动作为一种道德实践活动引领社会主义精神文明的走向。

第二，突出保障，完善制度安排。厦门医学院从 2010 年开始，对在校生开展"128·3"工程，形成课堂教学、社会实践、校园文化三位一体的育人平台。其中"1"是指 100 小时志愿者活动，规定学生在校期间要参与100 个小时志愿服务。校团委出台《厦门医学院关于推荐优秀团员作为党的发展对象工作的实施细则》（厦医团〔2019〕5 号），对推优入党作出每学期志愿者小时数平均不少于 25 小时的规定。系部团总支建立青年学生志愿者培训机制，加强对青年学生志愿者的指导，造就高素质的青年学生志愿者，使学生志愿服务活动顺利开展。

第三，突出引导，健全考核激励。高校大学生志愿者服务离不开榜样引领的作用，为此，学校和系部从不同层面对大学生志愿服务的示范引领进行了多项制度安排，健全了系列考核激励管理办法。一是营造良好志愿宣传氛围，利用厦医 V 青年、厦医药学谈微信公众号，校团委和系网站等多种媒介，在校内外营造志愿服务氛围，使青年学生时刻处于"奉献、友爱、互助、进步"的志愿者精神中；二是突出志愿表彰，建立暑期"三下乡"优秀团队和指导老师表彰激励机制，举办校园十佳志愿者评选和药学系先进学生事迹汇报会活动,对在大学生志愿活动中有所成效的教师、学生予以表彰和奖励,充分调动学生和教师参与志愿服务的积极性。

3. 案例实效与经验

三年多来,在上级部门的关心、支持下,在校团委和系团总支具体指导下,药学系团总支青年志愿者部通过开展丰富多彩的志愿服务活动,逐步探索形成了品牌化志愿项目,使志愿服务向纵深发展。目前,药学系团总支青年志愿服务打造了"环保项目""中医药文化宣传项目""爱心项目""服务项目"等四个项目。

环保项目:该项目旨在响应厦门市政府垃圾分类环保理念、文明城市创建要求,弘扬社会主义核心价值观,引导大学生志愿者通过开展垃圾分类、农村环境保护宣传,倡导环保新风,增强自身和市民的环保意识,提高自身和市民保护环境的自觉性,共建美丽厦门。目前,药学系团总支青年志愿环保项目包括风景湖环保宣传、社区环保宣传、三社村环保宣传、"垃圾分类,你我同行"宣传。

中医药文化宣传项目:该项目旨在传承与发展中华民族优秀的中医文化,展现医学院大学生的风范,积极发扬中医名师的高超医术以及传统中医救世济人的敬业态度,让人们看到中医药院校大学生继承和发扬了中华民族厚德仁爱的宝贵传统文化。目前,药学系团总支青年志愿中医药文化宣传项目包括海沧保生大帝民俗活动、中医药标本展、暑期"三下乡"义诊活动、雷锋月义诊活动。

爱心项目:该项目旨在发动大学生志愿者关爱他人,奉献爱心,关注社会部门群体,帮助学校或社会上需要关心和帮助的人,增强大学生志愿者的社会责任感,培养医学生爱心精神,树立青年志愿者的良好形象。目前,药学系团总支青年志愿爱心项目包括灌口中心幼儿园护幼、爱欣老年公寓护老、前埔医院导诊和海沧医院导诊、三社小学义务支教。

服务项目:该项目旨在发动大学生志愿者参加省、市、校级大型活动和赛事,协助活动顺利开展,促进城市文明创建和城市文明形象塑造。目前,药学系团总支青年志愿服务项目包括海沧马拉松志愿者、集美马拉松志愿者、厦门马拉松志愿者、集美区纪念嘉庚系列活动志愿者。

4. 案例典型特征和价值推广

药学系团总支青年志愿服务结合全媒体时代教育特点,采取多形式、广渠道的教育方法,在思想上坚持以习近平新时代中国特色社会主义思想和党的十九大精神为引导,围绕学校"四尽"人才培养目标,把增强专业创新能力培养与服务实践育人有机统一,增强服务效果,提高志愿服务能力,铸就医学生医者仁心。

一是定点联系,志愿服务常态化。常态化的服务项目是推进志愿服务的有益渠道,是提高学生综合素质的有效方法,社区、中小学校、医院是医学生深入社会开展服务活动的主要平台。自2016年以来,药学系团总支青年志愿者部先后与厦门海沧医院、前埔医院、厦门地铁、灌口镇浦林村四家单位签署志愿服务"共建协议",深入厦门海沧医院、前埔医院、厦门地铁、灌口图书馆、风景湖公园、灌口中心卫生院、灌口中心医院、厦门集美东南医院、爱欣敬老院、新亭小学、灌口图书馆、三社小学、锦园中医院、集美图书馆等20个单位开展日常志愿服务。这些服务活动彰显了良好的志愿服务精神,培养了良好的医者仁心情怀。

二是服务面广,学生参与率高。青年学生志愿服务活动的目的是给青年学生志愿者提供一个奉献自己、服务社会的平台,药学系团总支青年志愿活动打造了多样化的志愿服务平台项目,拓展了青年学生志愿服务活动的空间。三年多来,药学系团总支青年志愿者部围绕"环保项目""中医药文化宣传项目""爱心项目""服务项目"开展了将近120场主题教育实践活动,深入开展"三下乡,走进梧侣村""这个国庆,我们这么过""我的血压我知道,对药品隐患说NO"等活动,广泛采用观影、宣誓、签名等丰富多彩的形式,主题教育针对性强,时代感和实效性特征明显,吸引了广大学生参与。

三是服务与育人协同并进,育人效果突出。医学院大学生在社区志愿服务活动中可以不断巩固、树立严谨的治学精神。社区志愿服务的长期性、持久性能够磨炼志愿者的意志以及处事态度。进社区服务活动、支教活动、暑期"三下乡"爱心活动等项目的开展,使学生志愿服务精神得到激发的同时,也使医学生严谨的治学精神不断得到发扬,医学生良好的职业素养不断获得提升。2018年7—8月,药学系四支社会实践队分别至宁德市霞浦县大京村、漳州南靖上双峰村、集美嘉庚鳌园、同安区梧侣村四地,围绕乡村支教、医药知识下乡、党的十九大和中国梦宣讲、社区医药健康生活服务开展系列服务、关爱活动,为村民送上医药知识,助力乡村教育事业发展,传播爱党、爱国理念,助力乡村振兴发展。

四是强化专业实践,增强学生综合素质。一名合格的志愿者,自身不仅要具有较为崇高的志愿服务精神,还应具备较高的素质以及专业的技能。对医学院大学生志愿者进行系统专业的职业技能培训以及指导,邀请专家学者、老师参与到大学生的社区志愿服务当中来,让志愿者服务变得更加专业和高效,不断提升志愿者服务水平。药学系团总支与教研室紧密配合,把增强专业创新能力培养与服务实践育人有机统一,不断提高学生创新创造能力。例如,暑期"三下乡"三社村服务活动、海沧保生大帝民俗活动都有中药专业党员教师向云亚、鲍红娟等的引领,相关志愿活动将中医药文化等专业知识学习和实践紧密结合起来,提高了学生的专业技巧。

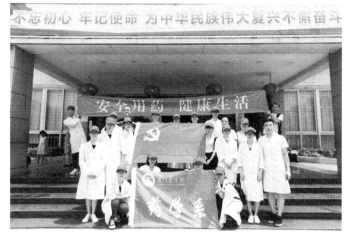

图30 厦门医学院药学系志愿者赴同安梧侣村开展2019年暑期社会实践活动

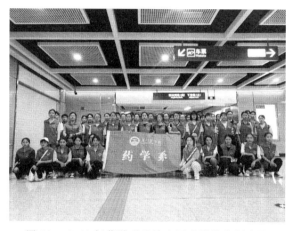

图31 2018年药学系地铁志愿者岗前培训合影

（陈跃培）

二、激扬青春梦 奉献新时代

（一）案例综述

志愿服务活动是高校育人的重要载体,在育人上具有独特的功能优势。对于医学院校来说,志愿服务是医学生实践锻炼的重要平台,也是医学生成长成才的有效途径,同时也能够增强医学生的职业道德素养和专业实践经验,对提高医学生的职业道德水平以及培养医学生积极向上的思想政治素质都有重要意义。

医学生担当精神培育的理论与实践

一个时代有一个时代人的使命。战争年代，人们的使命是抛头颅、洒热血、救亡图存，而在和平与发展的年代，人们的使命是实现中华民族伟大复兴的中国梦，当代青年生逢其时，也重任在肩。青年是民族的希望、国家的未来，他们将是实现"两个一百年"奋斗目标的亲历者、见证者，在大学中激扬青春梦，培养奉献意识，把小我的目标同民族复兴的宏大目标结合起来，汇滴水于大海，更好实现人生价值。

通过引导医学生结合专业特色开展相应志愿服务活动，加深同学们对理论知识的理解，践行"知行合一"，通过实践激发求知欲，使同学们更努力地学习专业知识，并在志愿服务活动中感受奉献的快乐。

1. 案例思路与理念：志愿服务的育人功能优势

（1）自愿的奉献活动，突出学生主体地位，使育人功能更持久

道德与法律不同，不是外部强加于人的规范，道德源于个体内心的认可，并外化成自己行为的准则。道德教育是否有效，就要看所教授的道德规范能否成为学生共识。我国思想道德教育常采用的方式是教师主导的"填鸭式"教育，以课堂老师的"独白"为主，没能有效体现学生的主体地位，于是出现思想道德教育效果不佳的情况。和以往的课堂教育不同，志愿服务活动建立在个体自愿自主的基础上，是个体内心萌发的一种向善的活动。志愿精神具有"奉献、友爱、互助、进步"等美好的道德内涵，体现了人类真、善、美的道德情感。参与志愿服务这一行为，是基于个体真实而独立自由的人格所作出的选择，是个体内心最真实的道德倾向，是个体自我道德责任感的真实体现，也是个体对道德之真和道德理想的追求。每一次参与志愿服务活动都是个体与志愿者组织、志愿者之间互相协作团结的过程，在此基础上形成的友谊可以进一步深化个体的道德信仰。这种道德信仰是在理智和情感的生产性活动中所产生的坚定信念，能够有效避免价值观多元化和西方错误思潮带来的冲击。

（2）创造真实情境，知行合一，使育人更具实效

人是一切社会关系的综合，人的道德认知、道德判断和道德行为是在与其他人的交往接触中形成的。个体的道德认识要产生实际的社会意义，只有用这种道德认识指导实践并发生真实的道德行为才有意义。"知行脱节"的德育后果就是源于个体道德认识与道德行为的脱节。社会生活是道德教育的重要阵地，在社会生活中进行道德教育，就是要求大学生必须关注社会生活中的价值冲突以及自己内心的价值碰撞，并引导他们做出正确的价值判断。社会生活是道德教育的重要资源。任何道德认识和道德行为都是社会经验的产物，因而是个人的、相对的。无视大学生生活世界的道德教育偏离了教育的基本规律，是应该被怀疑和拒斥

的。因此，只有把德育放在生动变化、丰富多彩的日常生活世界之中，才能使道德认知与道德情感、道德行为经受考验而趋于一致，培养有德性的个体。志愿服务的最基本特点，就是它具有实实在在的日常生活特征。

（3）促进大学生社会化，使育人更全面

社会化是大学生从学生转变成社会人的必要过程，是大学生成长成才的关键一环。人的社会化过程就是劳动实践过程，只有在劳动实践过程中，才能体会到克服困难时所体会到的个体力量的展现和价值的实现，只有通过劳动实践个体的潜能才能得到发展，劳动赋予个体尊严和自由。对于身处高校的大学生而言，劳动实践就是把从书本所学到的知识应用于社会实践，把自己的才干投身于社会实践。从实践中来，再回到实践中去，不断地总结经验，才能不断地成长成才。大学生社会实践的方式多种多样，如单位实习、勤工俭学、校外调研、志愿服务等。志愿服务比起其他社会实践方式，能为大学生提供更多的锻炼空间和发挥潜能的机会。志愿服务包括为弱势群体提供帮助，为贫困地区提供支援服务、专业性强的知识下乡，以及各种形式的文化演出、会务接待、环保宣传等。从个人人际交往圈的扩展、个人专业特长的学习发挥、社会阅历的增加到个人意志的磨炼等全方位全身心的训练，志愿服务使个体能力能够在面临困难和解决困难中得到全面提升，潜能得到极大开发，个体的"个体性"得以全面展示。志愿服务育人功能更全面。

2. 案例设计与实施

（1）医学生开展志愿服务的内容

因为其医学专业优势，医学院校学生除了参加一般志愿服务外，还可以凭借自身的医学专业知识开展相应的活动。目前医学生开展志愿服务的内容主要有：

一般志愿服务活动。一般志愿活动主要指除专业性比较强之外的志愿活动，如重要会议的礼仪接待、大型体育赛事服务工作、社区敬老院义工等。一般性志愿服务活动对专业要求不高，参加这类活动的医学院校学生以低年级学生居多。

结合专业特色的志愿服务活动。如眼视光技术专业在周边幼儿园、小学等开展的幼儿视力筛查与用眼保护提醒活动，在贫困村、社区为老年人配送老花镜；卫生信息管理专业在社区卫生院、医院整理病案、导诊；医学美容技术、化妆品经营与管理专业在中医门诊部配药，在校内开展皮肤防护、防晒等知识宣传，服务教师的美容护肤活动；食品专业的"慧吃慧动"活动；健康管理专业为贫困老人做基础健康筛查、健康知识普及等。

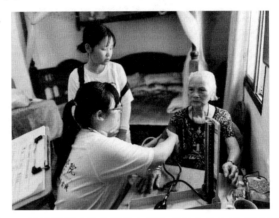

图 32　健康管理专业志愿者上门为老年人量血压、测血糖等

（2）医学院校大学生开展志愿服务的特点

一是专业性强。专业性强，是医学院校大学生开展志愿服务最突出的特点。

二是内涵丰富。医学院校大学生开展的志愿服务，由于服务对象明确，所提供的服务内容又为服务对象所急需，因而医学院校大学生开展的志愿服务的内涵更为丰富。

三是志愿精神与医学专业精神结合紧密。志愿精神的核心是人道主义，强调对人的价值的尊重，对他人、社会的无私奉献。

3. 工作实效与经验

（1）弘扬志愿精神，医学生"三观"有效提升

以自愿为原则，利用自己的时间、精力、资源、专业技能等为他人和社会提供无偿的帮助和服务的志愿服务活动，孕育出了奉献、团结、友爱、互助、无私的志愿精神。目前，这一志愿精神在医学技术系得到了较好的弘扬，在志愿者提交的服务心得中可以看到，他们在参加志愿服务过程中感受到了帮助他人的快乐，人格得到升华。

（2）身临其境，养成医学生的职业道德

数名志愿服务学生就志愿服务活动培养医学生职业道德方面的作用进行了深入交流。当我们问同学参加志愿服务活动后对患者的态度是否发生变化时，同学回答道："多次的志愿服务活动经历让我更深入了解了患者的心理，也更深切地体会到一些患者的难处。所以在和患者接触的过程中自己也就更能耐心地解答患者的问题。"可以看出，志愿服务活动对医学生职业道德养成发挥着重要的作用。

（3）搭建活动平台，形成医学志愿者服务品牌

医学院校开展的大学生志愿服务项目大多数能够结合医学专业特点开展特色服务，有一些青年志愿服务项目组织得当、内涵丰富，在服务地方医疗卫生事业和社会公益事业方面发挥着重要作用，深受地方民众认可，形成了一定的品牌效应。如眼视光技术专业通过暑期"三下乡"服务厦门周边村民、社区老人，现场验光、配发老花镜等，至今已经连续开展4年，广受社会好评。

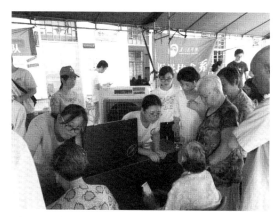

图33　眼视光专业志愿者为湖头村老人现配老花镜

（二）案例点评

1. 案例典型特征

第一，结合医学生专业特色，联系相应的单位、社区等开展志愿服务活动，既能增强医学生的职业道德素养和专业实践经验，又能培养同学们的奉献意识。

第二，在志愿服务活动中，促使大学生社会化，使他们今后能更顺利过渡到社会工作单位，使得育人工作成效更全面。

2. 案例推广价值

其一，引导相关专业本专科大学生，积极利用所学知识服务社会，将课堂教学与志愿服务实践结合起来，加深理解，完善知识理论体系，为社会培养高质量的专业技能型人才。

其二，开展服务育人工作，在实践中培养学生"奉献、友爱、互助、进步"的志愿精神，并锻炼学生吃苦耐劳的意志品质，培养又红又专的社会主义建设者和接班人。

3. 思考与建议

（1）将专业志愿服务纳入学校人才培养的总体方案

高度重视医学志愿服务在育人方面的重要功能，紧紧围绕学校人才

培养目标,把志愿服务活动纳入学校人才培养的总体方案中。在美国、日本、英国等一些志愿服务比较发达的国家,学校高度重视志愿服务在人才培养方面的功能,将志愿服务引入课程体系,开设专门的志愿服务课程,将学生参加志愿服务情况纳入学分考察,有的学校在人才培养方案中甚至规定大学生应参加半年以上的志愿服务。这些国家的经验为我国医学生志愿服务育人方面提供了有益的借鉴。

(2)加强专业志愿服务文化建设,营造良好的专业志愿服务氛围

志愿服务文化对于志愿服务的开展具有重要的推动作用。加强志愿精神的宣传,每年对学校志愿服务进行总结,对于表现突出的集体和个人进行表彰,让志愿服务精神深入人心。

(3)引导学生关注民生,培养医学生与百姓的感情

引导学生关注民生,培养医学生与百姓的感情是强化医学生志愿服务意识的重要途径。只有深入社会,看到落后山区基本医疗卫生条件的不足、了解民众基本医学防治知识的缺乏、看到社区老人深受病痛之苦,才能从心底激发学生帮扶弱者、服务社会的情感,让他们切身感受到自己所学专业对社会的重要性,进而树立志愿服务意识。

(李珍珍)

第四节 凸显持续性,以滴水穿石的精神做实做深志愿服务工作

一、奉献大爱——尽绵薄之力,情暖人间

(一)案例综述

奉献收获的是一种幸福,是一种崇高的情感,是他人的尊敬与爱戴,是自己生命的延长。厦门医学院作为一所医学院校,所培养的学生肩负着"健康所系,性命相托"的神圣使命。培养有担当的医学生,具有重大而深远的意义,也符合我们学校培养"四尽"人才的目标;培养学生奉献精神,也能够更好地帮助学生树立正确的世界观、人生观和价值观。

让细微的奉献汇聚成大爱,这是我们做志愿服务的初衷。志愿活动奉行的是"奉献、友爱、互助、进步"的理念,学生们利用所学中医知识为社区居民服务,一方面,增强居民身体素质,丰富居民的业余生活,传播中华传统文化;另一方面,发挥学生的志愿者精神,提高学生的实践能力,展现大学生志愿者的优良品质。

（二）案例解析

1. 案例思路与理念

仁爱、慈爱、友爱是我国的传统美德。学校一直鼓励医学生应热爱自己所学的专业。学一行,爱一行;爱一行,专一行。我们通过引导学生利用自身所学知识去服务群众,让他们在助人中获得快乐和价值感,促使他们对工作热心,对病人关心,处处为病人着想,激发他们以病人为中心、全心全意为病人服务的热情。在校期间培养学生的奉献精神,也是希望今后他们步入社会后,能够铭记并践行"阳光、大气、善良、感恩"的校风,发扬"助人为乐、吃苦耐劳"的精神。优化大学生活,丰富大学生内涵,提升大学生素质,秉承"奉献、友爱、互助、进步"这一理念,立足于校内,放眼社会,拓展同学们的社会空间,增加同学们了解社会、接触社会的机会,使同学们的能力得到提高,奉献精神得到培养。

2. 案例设计与实施

为了使活动取得更好的效果,前期我们与几个志愿者活动地点负责人取得联系,进行实地调查,最终确定凤山书院作为我们的志愿服务地点。经过相关沟通,我们确定了志愿活动的目的和方案;然后开始写策划,策划交给系部青协部长审批,提前两三天在志愿汇组织版 APP 上发布招募活动,让同学们在志愿汇上报名,再进行签到活动,APP 上会有小时数记录以作为凭证,活动结束后把活动照片和活动人员名单发给系部青协负责人。活动计划如下:

（1）活动名称:健身,我们在行动。

（2）活动时间:2018 年 11 月 25 日至 2019 年 1 月 18 日(考试周除外)每周日上午7:00—12:00。

（3）活动地点:凤山书院(厦门市集美区灌口镇凤泉中路与景湖南路交叉口)。

（4）活动主办方:厦门医学院 2018 级临床医学系针灸推拿专业。

（5）活动目的:增强居民身体素质,丰富居民的业余生活,传播中华传统文化。练习健身气功有以下益处:① 修复和调整神经功能。调整植物神经,并强化感觉功能、运动功能和思维功能。② 改善心脏大循环以及微循环。开放更多的毛细血管,加快血管内血液流速,从而促进组织的新陈代谢,还可以降低雌二醇,有效抗衰老,使皮肤红润有光泽。③ 显著增强肺部功能。练习健身气功时,耗氧量和二氧化碳的排出量都降低,可以减少呼吸次数。

（6）活动总负责人:团支书。

（7）每周志愿者人数:20 人/次。

（8）志愿者小时数：4 小时/次。

（9）活动内容：

① 教居民练习健身气功（五禽戏）。

② 传播与推拿按摩手法相关的养生知识。

③ 帮助社区服务站工作。

（10）注意事项：

① 在活动中应注意安全，不要进行过于激烈的活动，以免受伤。

② 参加活动的人员应听从负责人的安排，保证活动正常开展。

3. 工作实效与经验

雷锋说过："自己活着，就是为了使别人过得更美好。"学生的志愿活动虽然微不足道，却实实在在给居民带来了帮助，不仅加强了居民锻炼身体的意识，丰富了居民的业余生活，同时也传播了中华传统文化。每周学生根据实际情况安排时间去社区教授居民健身气功，运用他们这学期在课堂上、协会里所学的一些手法替居民按摩，并且将一些常见穴位可以缓解某些疼痛等知识告诉居民。居民很乐意接受学生的帮助和建议，他们从学生的志愿服务中获得了温暖。因此，组织这项活动，一方面能够发挥学生的奉献精神，另一方面也提高了学生的实践能力。学生学会"奉献、友爱、互助、进步"，发扬了志愿者的服务精神，展现了大学生志愿者的优良品质。

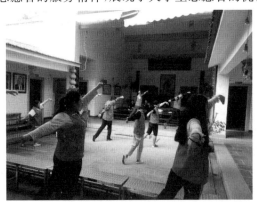

图 34　志愿者示范健身气功（五禽戏）

（三）案例点评

1. 案例典型特征

该案例主要目的在于发挥学生的主观能动性，在活动过程中，学生以自愿为主，奉行的是"奉献、友爱、互助、进步"的理念。本案例体现的特征包括：一是学生通过志愿活动，提高自身的专业技能；二是活动的无偿性，发挥了学生的无私奉献精神；三是给居民带来了帮助，提高了居民锻炼意识，并且传播了中华传统文化。

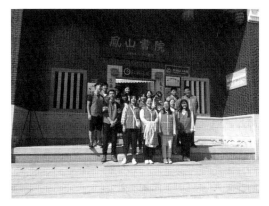

图 35　志愿者在凤山书院合影

2. 案例推广价值

此案例具有一定的推广价值,学生不只是机械地做简单活动,而是利用所学的中医知识为民服务,通过教居民练习健身气功(五禽戏)、传播与推拿按摩手法相关的养生知识、帮助社区服务站工作,不仅提高了自己的动手能力,同时社区居民对学生开展的活动呼声很高,同学们的价值也得到了认可,进一步激发了同学们对专业的热爱,增强了学生学好专业知识以及实现社会价值的动力。

3. 思考与建议

在做志愿服务的过程中,大部分学生做好了准备工作,少部分学生因专业知识掌握得不够牢固,有时候并不一定能很好地为居民解答疑惑。因此,今后应继续开展类似活动,同时加强学生专业知识的学习和训练,提高学生责任意识,指导学生进行总结和反省。

(林泽锋)

二、深入基层志愿行　爱心服务暖人心

(一)案例综述

党的十九大报告提出"推进诚信建设和志愿服务制度化,强化社会责任意识、规则意识、奉献意识",这是对全社会志愿服务提出的新要求、新期望。为进一步弘扬社会主义核心价值观,建设服务型基层组织,培养新时期大学生的人文关怀与奉献意识,厦门医学院护理学系持续深入开展志愿服务活动。自 2012 年起,护理学系结合自身专业特点,成立林巧稚爱心护理服务队,在党员教师的带领下,学生们走进养老院、走进乡村、走进社区,开展形式多样的志愿服务活动,发挥医学生的光和热,以实际行动感召群众、带动群众,传递积极向上、乐于奉献的社会正能量。

(二)案例解析

1. 案例思路与理念

为进一步培养乐于奉献、敢于担当、心怀大爱的新时代医学生,在护理学系老师的带领下,师生共同参与志愿服务,形成了良好的氛围。林巧稚爱心护理服务队与厦门市爱心护理院、霞辉老年安养中心、厦门市爱欣老年公寓及灌口镇安仁社区深度合作,每周由党员教师带着学生开展活动,志愿服务呈现长效化、制度化、项目化的特点。所开展的志愿活动形式多样,深入群众,并且结合了护理学背景,具备一定专业性。

2. 案例实施

(1)养老保健课堂,普及健康常识

服务队走进养老院和社区老年活动中心,在专业教师的带领下,定期开展养老小课堂活动,对常见老年疾病如糖尿病、高血压、肺部感染、低血糖的相关知识进行普及。每次授课由一名专业教师负责,五名学生共同参与。授课教师从病因、临床表现、诊断方式、预防方法等多个角度展开,语言尽量通俗易懂、贴近生活。同时,教师们还从日常饮食、生活习惯等方面有针对性地向老人们提供建议和帮助。

除了养老知识普及外,服务队的学生们通过教授简单易学的五行健康操,增强课堂活动的趣味性与互动性。养老院与社区的老人、护理员等共同参与,在强身健体的同时,也让志愿服务的现场气氛变得其乐融融、温馨活跃。服务队的养老课堂,不仅传递了医学知识,更传达了对弱势群体的关怀与帮助。

(2)应急救护培训,增强急救本领

针对当前广大群众普遍缺乏急救知识、对急救方式认识不到位等问题,服务队走进社区、乡村开展应急救护宣教活动,现场演示心肺复苏、止血、三角巾包扎等急救技能,宣传"人人学急救,急救为人人"的应急救护理念,提高广大群众自救互救能力。每次志愿服务前,教师会对学生志愿者进行培训、演练,以确保志愿服务的顺利进行。

急救培训过程中,服务队采用互动方式,围绕突发事件,结合日常生活,分别就急救的重要性、基础知识、常见紧急情况的预防和处置方法进行讲解和示范,尤其对如何在事故发生第一时间采取正确、有效的应急措施,最大限度地在医生和救护人员到来之前协助挽救生命作出介绍。同时,志愿者们还与社区居民、养老院工作人员一对一互动,就心肺复苏、止血、包扎等急救技能进行模拟操作和示范演练。志愿者们运用自身所学知识,将理论付诸实践,真正做到"学以致用"。

（3）老人生活慰问，传递温暖关爱

随着社会的发展，越来越多的老人被送入养老院，与此同时，社区的居家老人也在逐渐增加，他们需要更多来自社会的关爱。党的十九大报告指出，要不断健全老年人关爱服务体系。服务队的同学们深入养老院与社区老年群体，陪老人们聊天、下棋，给行动不便的老人喂饭，让他们感受家的温暖；同时，队员们还定期提供义诊服务，为老人测量血压、血糖，关注他们的身体变化情况，及时提供有针对性的饮食和生活习惯小建议。

每次活动结束后，服务队的成员们都与老人们合影留念，照片中老人们灿烂的笑容，是对队员们最大的鼓励。老年人关爱活动使孝道入人心、入校园、入社会，推动形成敬老爱老的良好社会风气。

3. 工作成效与经验

林巧稚爱心护理服务队先后被评为高校无偿献血先进组织，2013年、2015年、2017年福建省大中专学生志愿者暑期"三下乡"社会实践活动优秀团队，其中5位师生先后荣获福建省"小鹰"护理基金奖。2017年、2018年、2019年代表学校参加了厦门市民防局、厦门市红十字会组织的应急疏散演练。《厦门日报》《厦门晚报》《海西晨报》、厦门网等媒体都有报道过服务队的志愿服务情况。

（1）提升系部志愿服务活动凝聚力

在先进志愿服务师生的带领下，林巧稚爱心护理服务队已有成员近百人。队员们坚持每周赴社区、养老院进行志愿服务，并在寒暑假期间前往革命老区，开展应急救护宣教、基本医疗卫生知识普及、慰问留守儿童等活动，展现了护理系师生精湛的专业技能和向上向善的精神风貌。

通过志愿服务队的志愿者活动，参与的同学们心怀仪式感与责任感，并形成良好的延续性，将奉献的意识在志愿队中不断传承，在学生内部形成一定范围的影响力。

（2）增强师生服务群众的能力

师生通过社区与养老院的志愿服务，体验基层工作环境，了解群众需求，不断完善志愿活动项目。在服务过程中，他们将理论联系实际，并在实践中不断提升自身的综合能力，将奉献意识逐渐融入自身工作过程，使未来的工作更加贴近群众。

（3）强化学生奉献大爱精神

系部学生在党员师生的带动下，积极投身志愿活动，利用自身掌握的技能，从身边小事做起，立足基层，走向社会。习近平总书记在党的十九大报告中指出："青年一代有理想、有本领、有担当，国家就有前途，民族就有希望。"作为新一代青年，学生们本着"奉献、友爱、互助、进步"的志愿者精神,志存高远,脚踏实地,传递社会正能量,体现了较强的德育实效性。

(三)案例点评

　　志愿服务是医学生实践自身专业技能、培养奉献意识的良好渠道,通过深入社区,学生们磨炼自身意志品格,不断培养细心、耐心与责任心。医护岗位承载着重要的责任使命,需要学生从在校时起持续培养奉献意识,心怀感恩,一路前行。此类基层爱心志愿服务可贯穿于第二课堂、暑期"三下乡"、特殊节日纪念日等,将志愿服务的普遍性与特殊节点相结合,让志愿服务奉献意识深入人心,使医学生的大爱教育更具普遍性。

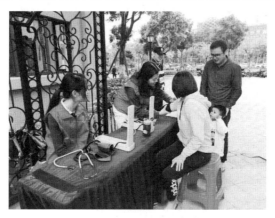

图 36　服务队学生每周深入基层小区,为社区居民测量血压,
提供健康教育指导,年平均覆盖 4000 余人次

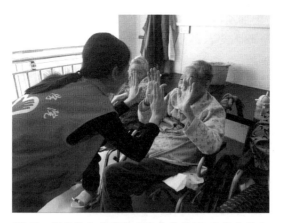

图 37　服务队与多家养老院合作共建,为老人带去
生活上的关怀,展现大爱精神

（詹梦琳）

第三章　敬佑生命

第一节　建立"一心四环"活动模式

一、以仪式感教育树立大爱理念,培育牢记使命青年护理学生

(一)案例综述

"大爱"即"博爱",意指对任何事物存有爱意,具有奉献精神。其作为一种道德精神,在中华民族漫长的历史进程中广泛存在于人类社会。墨家"兼爱"、儒家"仁爱"均体现出大爱精神的基本价值取向,体现了其"以人为本"的道德精神和高尚情操,与护理专业学生的成长成才要求相契合。在仪式感教育活动中,学生了解历史、丰富生活、追寻理想的精神需求得到满足,通过参与仪式感教育丰富知识储备,提高自身文化与文娱修养。除此之外,学生通过参与仪式感教育活动,对自身承担的使命、职责有了更加深入的理解,思想道德水平得以提高,对大爱理念也由此有了一定的认识。比如"5·12国际护士节"系列活动、纪念五四运动100周年活动、新中国成立70周年庆祝活动等活动中,学生在组织工作、参与活动中得到感悟,让大学生树立了正确的思想价值观,并将大爱理念有效扎根于其内心,这有助于大学生以职业角色的标准来要求自己、改造自己、提升自己,有利于鼓励其树立为人民的利益和事业而奋斗牺牲的高度奉献精神和坚定信心。多年来,厦门医学院护理学系在重视学生专业知识和技能操作的同时,也特别注重学生的思想道德水平建设。几年来,每年组织学生参观华侨博物馆、鳌园、陈嘉庚纪念馆等具有社会教育功能的人文地点,每年举办"5·12国际护士节"系列活动等,丰富学生课外生活,以仪式感教育树立其大爱理念,使其牢记护理青年使命,心怀大爱坚守护理岗位。

(二)案例解析

1. 案例思路与理念

仪式感教育,是学校教育中不可或缺的价值表达。其基于教育目标

与价值的唤醒、引导与构建,在学校组织的课外活动中通过各种方式来表达与实现。仪式感教育的优势在于,其改变了曾经说教的理念传输方式,通过各种形式的活动向学生传达想传达的教育观念,甚至可以根据专业的特殊性采取特殊的方式。护理专业学生可参与的仪式感教育活动形式多样、不胜枚举,如每年清明祭扫英雄先烈、参与遗体捐献仪式等。研究显示,仪式感教育活动对于加强医护学生职业情感教育,培养良好的职业态度,树立大爱理念、正确的专业价值观,牢记时代使命等都具有一定的促进作用。

护理工作集科学性、实践性、艺术性于一体,要求护士不仅要具备护理病人基础的科学知识,娴熟的专业操作技能,还要有呵护照顾病人的爱心,要用爱心、细心、耐心、诚心、责任心的奉献精神真诚地对待病人,做到"德厚立人,术湛立业",积极将自我奉献于工作岗位,爱岗敬业,乐于奉献。仪式感教育活动作为一个富有张力、直入人心的社会实践活动形式,在培养学生具备良好的思想品德并促使将其外化为相应的行为方面发挥着不可或缺的作用。在充实且韵味隽永的实践活动中,大学生重新回顾历史、感受历史,在为人处世、道德修养方面均受到无形的影响。仪式感教育帮助学生"睁大双眼看世界",以全新视角领略、学习他人无私奉献的大爱精神与时代使命感,帮助学生树立大爱理念,牢记时代使命。

2. 案例设计与实施

护理学系习近平新时代中国特色社会主义思想读书社及护理学系团总支自成立以来就一直致力于培养学生的思想道德素质及时代使命感,开展有组织性、有规模性、有纪律性的大学生第二课堂活动。一是确立长效的大学生交流学习平台。护理学系将尚行楼205室设立为护理学习近平新时代中国特色社会主义思想读书社长期活动地点,每月开展两次主题教育,比如"时代之新,思想之新"学习分享会、"酷爱读书的习近平"主题读书分享会等,增强学生的党性修养。二是确立以仪式感教育为主要教育手段的实践教育思路。采取鼓励学生参与社会实践的方式,致力于在具有传播大爱精神作用、起到使命召唤作用的地点开展社会实践活动,如"传承嘉庚精神——鳌园主题教育活动"、"青春心向党,建功新时代"厦门华侨博物院实践学习活动、读书社志愿者活动等。针对学生实践机会少、仪式感教育方式多样化的特点,鼓励、支持并创造机会促使学生积极参与社会实践活动,为进行大爱理念传播教育,以及培育牢记时代使命的新青年并提高其时代使命感、职业认同感,创造了良好契机。三是确立以创新多样化教育形式达成教育目的。护理学系读书社及护理学系团总支立足护理专业特色,在其专业特色的基础上增加及开辟了如怀念英雄、学习时事等项目,学生可通过报名、投稿等多种方式参与。比如每年国际护士节前后,举办"缅怀先烈,传承爱国精神"系列活动,其中包括"新思想、新征程、新创意"创新作品展、"翰墨洒真情,光影圆梦路"书画摄影大赛、"我为社会主义核心价值观代言"征文比赛、"纪念五四运动 100 周年暨第 108 个'5·12'国际护士节"文艺晚会、"彰显护理人文关怀,传承南丁格尔精神"主题征文比赛等,将趣味性与深刻性融为一体,达到寓教于乐的良好教育效果。四是确立具有专业特色的教育内容。"不忘初心,守护生命"急救技能大比拼、"践行新思想,追梦新时代"教师教学技能比赛等项目,不仅帮助师生巩固专业技能,提升自身能力,与此同时,其中联系到的基础护理技能与知识也帮助学生加深了对专业的了解,促使学生积极学习专业知识,扎实掌握专业技能,从专业、职业、职责等方面加强对学生的精神教育。

3. 工作实效与经验

护理学系连续多年获得暑期"三下乡"省级优秀团队殊荣。同时,2013 年、2015 年先后被评为福建省大中专学生志愿者暑期"三下乡"社会实践活动优秀团队。组织骨干和成员多次获得厦门市优秀志愿者、校"十佳志愿者"荣誉称号。在我校的"最美志愿者"评选活动中,也多次出现了护理学系同学的身影。召开表彰大会对获评优秀学生进行表彰并及时撰写通讯稿,通过护理学系团总支微博、微信平台、学校网站、QQ 等渠道对其进行正面宣传,由此在广大学生群体中树立起时代的使命感与大爱精神。除此之外,2019 年 4 月 2 日,厦门医学院举办遗体捐赠仪式,以"无言良师,授吾医理,感念在心,砥砺前行"为主题,向学生展现了强烈的大爱精神,教育意义重大。厦门医学院以系部为单位组织升旗仪式,并于2019 年 4 月 29 日组织全校范围的升旗仪式,对传承爱国精神,促使青年牢记时代使命起到一定作用。

护理学系开展的活动得到校内外各界人士的赞赏和认可,树立了良好的形象,形成了良好的学风系风。未来,通过持续的仪式感教育活动,相信学生还将学习更多、体会更多。

通过参与仪式感教育活动,学生至少有以下几个方面的收获:

(1)形成了积极的职业态度,形成了思想价值观,成功树立大爱理念并牢记作为青年的时代使命。

形式多样化的仪式感教育活动为护理专业学生思想价值观的内化提供了鲜活载体,学生在实践中认识到护理专业在人类健康领域中的巨大作用与意义,对于推动专业伦理道德建设,认同护理专业价值观,促使学生将大爱理念内化于心,牢记其时代使命具有积极的推动作用。

（2）培养了良好的医德医风，具有无私奉献、舍己为人的精神

国外研究证实，参加有教育目的的社会实践活动，对护理专业学生人文素质和能力的培养有很重要的作用。良好的医德，促使学生在就业后懂得调整医务人员与病人、医务人员与医务人员及医务人员与社会之间的关系。其不仅要求学生学会感同身受、换位思考，同时，也要求学生具有继承性、自觉性，懂得继承历代医家在实践中形成的优良传统，并批判地继承和发扬，还要求学生在实践中培养和提高自我评价、检点自己的自觉性，树立牢固的医德。由此，学生的职业情感得到升华，从而使其更加理解和热爱护理岗位，形成良好的医德医风。

（3）巩固及提升专业知识，具有更加强烈的求知欲望与活动参与感

在参与的一系列活动及比赛中，志愿者活动可使学生更具社会责任感及大爱精神；征文等比赛可提升学生思想道德水平、写作水平，演讲等比赛则可培养其大方得体的外在形态；社会实践活动不仅可以丰富学生课余生活，同时也提高了学生的活动参与感，并通过加强仪式感使活动更有意义。"纸上得来终觉浅，绝知此事要躬行"，课堂上学习到的知识无论如何教授，终究是生硬的，通过实践活动，学生主动参与其中，不仅可以感受实际的环境，将学习到的专业技能应用到活动中，也增强了学生对于知识的渴望，有利于学生对知识的进一步学习。

（4）提高人际沟通、交往能力

近年来，有大约四万六千篇关于护患沟通能力的研究论文出现，沟通能力已被国内外护理界共同认为是最能体现护理职业价值的三大护理行为之一。而据调查，护理专业学生在与医生、患者及患者家属的交流过程中经常感到手足无措，多种实践活动、能够提升自我能力的比赛则为他们创造了多种形式的交流、展现机会。通过各种活动，不仅锤炼了他们的沟通与交流技巧，也提高了其应对突发情况的信心和基本心理素质。

（三）案例点评

1. 案例典型特征

医学生是未来的医务工作者，加强其社会主义核心价值观教育、树立其大爱理念及深刻的时代使命感不仅有助于构建和谐的医患关系，同时也有利于实现伟大复兴的中国梦，为中国的繁荣富强添砖加瓦。践行社会主义核心价值观，提高学生时代使命感并有效根植大爱理念的一个重要体现就是仪式感教育。自社会主义核心价值观提出以来，厦门医学院护理学系一直将其作为指导思想融入护理系的教育核心思想当中。多年来，护理学系学子充分诠释了"爱国、敬业、诚信、友善"的内涵，做到校训所言"德厚立人，术湛立业"，以阳光、大气、善良、感恩、忠诚、团结、

实干、创新作为自身要求,体现出医学人道主义精神,并以实际行动很好地践行了社会主义核心价值观,培养出一代又一代具有高度社会责任感及时代使命感的优秀青年学生,为我国护理岗位源源不断地输送优秀专业人才。

2. 案例推广价值

论文《浅谈护生"大爱精神"教育》中表示,仪式感教育对于加强医护学生职业情感教育、培养良好职业态度、增强职业认同感和从业意愿,树立正确的专业价值观、思想价值观都有一定的促进作用。本案例以仪式感教育作为切入点,充分贯彻显性教育和隐性教育相统一的理念,实现全员全程全方位育人,适用于高校思政教育的全过程。

3. 思考与建议

近年来护理学系仪式感教育活动不断发展,但仍有一些问题亟待改善,如:部分学生参与系列活动积极性不足;部分学生参与竞赛带有一定功利心态;实践活动组织开展经验仍不足,导致常有意外状况发生;组织管理不够严谨,工作人员技术不足,消极怠工,小部分学生有隙可乘;等等。以上问题均可能影响到仪式感教育活动的开展及顺利进行,导致开展的部分活动质量欠佳、活动流程时有磕绊。因此,应针对以上问题,找准切入点,快速有效地对发生的问题进行改善,并尽快攻克。

(1)活动形式融合创新,激发学生积极性

创新是一个国家、一个社会、一个企业乃至一个人要发展所必须面临的问题,同时也是唯一途径。针对部分参与活动学生积极性不足的现象,开展活动前,除考虑活动必要性、活动所要传达的思想价值观外,还应加强对活动形式、活动开展方式的思考,做到在活动形式上创新的同时又不强人所难,尽量迎合新时代青年人的生活品位,不一味照搬旧格式、旧体制,激发学生的积极性;与此同时,要加强活动的宣传力度,以多种形式宣传活动,尽量简洁、吸睛,促使学生对活动产生兴趣,积极参与。

(2)鼓励专业教师成为学生的强有力后盾

针对读书社组织学生学习新思想等活动,可邀请马克思主义学院的专业教师与同学们共同参与,在教师的专业指导下,学生可更快速、深刻地了解历史,展望未来。同时,学校可在政策上,对无偿授课的老师提供其他方面的支持,如工作量计算方式、评优的参考依据等。只有全校同心协力,才能促进学生新思想学习活动长效发展。此外,部分在新思想学习活动中表现优异的同学,在进入高年级后自身掌握的医学护理学知识较为丰富、思想政治水平较高,可辅助专业教师承担部分培训任务,将自身好的经验传授给低年级的学生，做到行动上、思想上的有效延续。

（3）健全工作人员培训机制，活动结束后记录总结避免错误再次发生

在日常工作中，诸如竞赛、文艺晚会、实践活动等，常出现活动照片质量不佳、活动中途发生小插曲、通讯稿传送不及时、活动后期汇总文件丢失等现象，针对此类错误，应当健全工作人员培训机制。针对系部及读书社举办活动时各部门所负责的工作进行培训，例如宣传部及读书社负责拍照，撰写通讯稿的同学主要接受新闻照片拍摄、通讯稿撰写的培训；活动开始前，负责人也应考虑到可能的突发事件及可能出错的因素，尽量在活动开始前找到应对方法，尽量避免"踩坑"；活动结束后，负责人应严格按照文件格式要求整理所有活动资料，命名、存档所有文件，并及时打包上交，参与活动的工作人员，也应根据自己的经历书写个人总结与工作总结，细数应当注意的方面及本次活动出现的错误，并附带处理方式，以便为下次的类似活动做好准备，避免错误重复发生，尽量将活动做到尽善尽美。

（4）完善活动参与者激励机制，加强管理

为了更好地提高活动参与者的积极性，使活动更易达到传达精神的目的，应适当运用激励机制。首先，可以采取精神奖励法，为活动参与者提供服装、胸章、证书等。建立"参与者银行"，即以参与活动的次数、参与活动时积极与否作为主要评定依据，评选积极参与者，予以表彰并颁发证书来激发其荣誉感和成就感。同时，为避免学生因功利心参与活动，可通过积分制淘汰掉部分在读书社或部门"混学分"的同学，即通过参与活动获得积分，缺席活动扣除积分，每半学期或一学期排名一次，无故缺席活动者优先淘汰，避免读书社成员及系部团总支学生干部消极怠工。

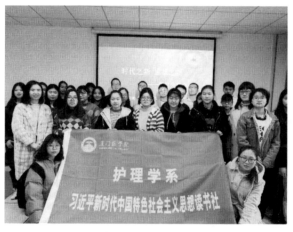

图38 习近平新时代中国特色社会主义思想读书社活动

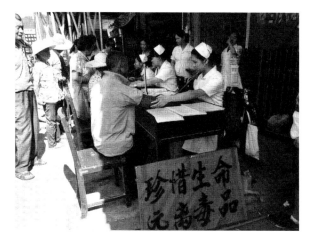

图39 暑期"三下乡"志愿服务

（黄桂花）

二、关注特殊群体，加强感恩教育——担当精神培育之敬佑生命

（一）案例综述

医学生作为未来的医生，身上承担着更为重要的社会责任，这些人的思想状况和道德品质直接关系到我国医疗卫生事业未来的发展。作为医学院校，不仅要承担培养医护专业技术人才的责任，更应该培养具有社会良知、知恩图报的社会主义合格公民。

小丽，女，维吾尔族，上大学前在南昌读过一年预科。新生报到当天，小丽的宿舍墙角墙皮有点脱落，再加上新生宿舍中只有她这一间在三楼，她对这些非常不满意，认为自己受到不公平待遇。起初小丽只是用方言低声和父亲交谈，后来她的声音越来越大，情绪也愈发激动。得知情况后，我立马到小丽宿舍，她先是和我抱怨这间宿舍的种种不好，之后她又提到以前她在预科班念书时就遭到各种不公待遇，为什么到了大学还这样。整个叙述过程中，小丽情绪越来越激动，气势咄咄逼人。我观察到在小丽叙述时她父亲没有说一句话，于是我耐心等小丽说完，并找了个大二的新疆同学帮我翻译。我打算先和小丽父亲沟通，于是让学生干部把小丽带出宿舍。小丽父亲表示对学校宿舍环境还是比较满意的，也答应会做女儿的安抚工作。随后我和小丽单独交谈，先向小丽表示对她非常理解，并向她解释宿舍是按照教务处学号安排的，宿舍中需要维修的项目也已经向后勤报修过，之后再开导她作为最早住进该宿舍的同学，应该期待她的舍友,期待即将开启的大学生活。此时,小丽的情绪已经稳定,她提出要出门买些床上用品。我安排高年级同学带小丽去买用品,并帮小丽父亲找好住处。在之后的工作中,我特别关注小丽,也让班委和舍友多关心小丽,整学年下来,小丽成长不错,还拿到学校的少数民族学业奖学金。

(二)案例解析

1. 案例思路与理念

这是一起典型的学生突发情绪心理危机事件。本案例细致剖析了事件经过,探讨如何有效进行早期干预、中期治疗、后期保障、全程关爱,同时也提出处理类似事件和健全预防机制的对策与思路。

2. 案例设计与实施

(1)了解学生,发现问题

我定期找小丽谈心,用"拉家常"的方式了解她的学习、生活状况。而且与小丽的谈心地点并不局限于办公室、宿舍,有时候会和小丽一起到操场边散步边聊天。在平时聊天的过程中,我发现小丽很有想法,对自己的大学生活也有比较清晰的规划,我会有意识地鼓励她坚持好的习惯。另外我也从平时的接触中得知,小丽家境比较困难,家中还有一个生病在床的弟弟,家庭的整个经济压力都落在父亲一人身上,小丽初到大学,就给自己穿上了"盔甲",害怕自己受到不公待遇。在和家长保持联系中,我也对小丽的性格、习惯有了进一步的了解,平日勤工俭学、学杂费减免等补助开始申报时,我也会第一时间通知小丽。慢慢地,她和我交流得越来越多,我也能做到第一时间掌握小丽的情况,了解她的想法,做到有问题早发现、早解决。

(2)同辈互助,增进感情

为了消除小丽的不安全感,我动员班委、舍友常和小丽聊天,多鼓励小丽发挥自身的文艺特长,去参加各种活动。后来小丽还在迎新晚会上表演了自己编曲的舞蹈,通过参加活动增强了自信,也增进了与他人之间的信任感。安排高年级的新疆同学和小丽交流大学学习、生活体会,并用高年级新疆同学自己的切身经验,向小丽介绍国家以及学校对少数民族学生的一系列关心政策,让小丽感受到学校和国家对少数民族学生的关爱,让小丽感受到在外地求学并不孤独,逐渐消除她的不安全感。

(3)感恩教育,引领成长

利用每周晚点,在学生中开展感恩主题教育,引导同学学会感恩,多为他人考虑。在和小丽的交流中,我会有意识地对她进行感恩教育,特别是感恩学校、感恩同学,希望她在获得学校勤工俭学、学杂费减免、临时困难补助等多种帮助以及同学们无微不至的关照时,学会感恩,懂得感恩,能多站在别人的角度思考,多为他人着想。

3. 工作实效与经验

(1) 走近学生,走进学生

作为思想政治教育工作者,在工作中除了要有敏锐的洞察力,更需要走近学生身边,走进同学生活,才能真正取得学生的信任,才能及时发现问题。特别是对于少数民族学生这一特殊群体,一定要找到他们的思想和心理症结,因势利导。小丽最初到宿舍中的突发情绪就是因为独身一人从新疆来内地求学,之前在预科班时对老师不信任,害怕受到不公待遇,而建立起学生和辅导员之间的信任,需要辅导员多和学生沟通,真正走进学生内心。

(2) 各司其职,通力合作

消除少数民族学生的不信任感和不安全感,不单单需要依靠辅导员的力量,还需要宿舍同学、班级学生干部、任课老师、家长等形成对少数民族学生多维度的关爱系统。辅导员的重要任务之一是构建改进系统体制,并负责指导系统的有效运行,使学生在时间和空间上都能得到关爱系统的多方面帮助,增强其内在动力。大家各司其职,达成通力合作。

(3) 对症下药,重点攻关

辅导员主要工作对象是学生,每位学生的特点各不相同,出现的问题也千变万化,只有在工作中具体问题具体分析,有针对性地分析每一位问题学生的情况,才能把学生工作做好。少数民族大学生的教育和管理集民族教育与高等教育基本要素于一体,随着社会的进步和高等教育的发展,少数民族大学生群体也呈现出多元化的个性特征。针对不同个体在成长过程中表现出来的现象和问题,深入细致地、科学地进行研究,对症下药,才能真正解决问题。

(三)案例点评

1. 案例典型特征

少数民族学生生活习惯、民族习俗、语言表达等方面与汉族学生存在差异,这使得他们在步入大学后面临着更多不适应,更容易引发问题,这些特殊群体的教育和管理有其不容忽视的特殊性。案例中的小丽,从深层次源头剖析,是太以自我为中心,缺乏感恩之心。

2. 案例推广价值

本案推广价值在于借小丽的突发情绪危机,阐述感恩教育的急迫性和重要性。感恩教育其实就是教育者运用一定的教育方法和手段,依据一定的感恩教育内容,对受教育者实施的识恩、知恩、报恩和施恩的人文教育。它是一种以情动情的情感教育,以德报德的道德教育,以人性唤起人性的人性教育。感恩教育是学校德育的一个重要组成部分。实施感恩教育,是当代大学生提高道德修养、提升人文素质、促进个体健康发展的需要,是加强社会主义精神文明建设,努力构建社会主义和谐社会的需要。把感恩教育作为大学生思想道德建设的重要切入点和突破点,对于加强大学生思想政治教育,促进和谐校园建设,培养社会主义事业合格建设者和可靠接班人具有重要的意义。

3. 思考与建议

一方面,感恩主题教育适合在新生一入学就展开,以半学期为一个单位,从感恩生命、感恩父母、感恩同学、感恩学校、感恩社会这五方面进行感恩教育,利用 QQ、微信、微博等新媒体平台进行宣传,结合书信、许愿卡、志愿活动等载体引导学生知情意行,报恩于行。培养医学新生的感恩意识,有利于帮助新同学更快适应大学生活,建立良好人际关系,使受教育者形成一种感恩的心态、品质和责任,做到识恩、知恩、报恩、施恩,真正做到知情意行,达到立德树人的教育目标。

另一方面,感恩教育的实践路径应该是立体化、多元化的统一,当前所拟定的实施过程中较少涉及家长、学校、社会方面的反馈。另外,在发挥好课堂感恩教育的育人功能,活化感恩教育活动,延伸感恩教育网络空间之外,更应该搭建学生自我教育平台,构建学生感恩的群体路径。接下来的感恩教育中,在每个感恩单位结束前期,加强与感恩对象的联系与反馈,使感恩教育形成互动沟通的模式,并逐步搭建学生自我感恩教育的平台。

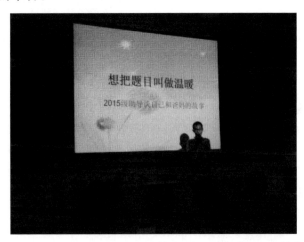

图 40 助导分享自己和父母的故事,进而进行感恩父母教育

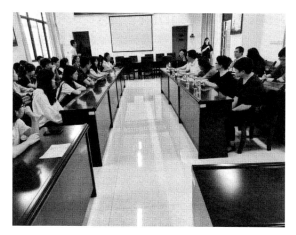

图 41　师生座谈，进行感恩学校教育

（江丽丽）

第二节　三维度全面推进

一、担当精神培育之敬佑生命

（一）案例综述

医学生肩负着"健康所系，性命相托"的神圣使命，培养有担当的医学生对我国医疗卫生事业的发展具有重大而深远的意义。敬佑生命是担当精神培育的重要组成部分，敬佑可以从敬畏与护佑两方面来解读。医学生从事的是救死扶伤的崇高事业，首先需要对生命有敬畏之心，有敬畏才不会视生命为草芥，才会视病人之痛为己痛，急病人之所急。护佑则是对病人的呵护，医生作为病人的守护者，需要有过硬的专业技能。

敬佑生命，既需要有对生命的一种敬畏之心，同时也需要有足够的技能护佑生命。为培养具有敬佑生命素养的医学生，我校结合清明节、国家公祭日等节日开展敬畏生命教育活动，同时开展技能大赛等活动提高护佑生命能力。

（二）案例解析

1. 案例思路与理念

医学生课程繁重单调，容易出现厌学情绪。如果能够适时激发学生学习的使命感、光荣感和成就感，无疑能够使学生更富有主动性地投入学习。为此，我们针对敬佑生命的两个方面设计两种活动形式。一种形式即利用清明节、国家公祭日等节日开展敬畏生命的教育活动,让学生在这过程中了解中国传统文化中的慎终追远生命观,了解大体老师的高尚品德,了解抗日战争中医疗队伍所起到的重要作用。另一种形式,即通过暑期"三下乡"、技能大赛等活动,让学生自主运用所学知识,在运用过程中发现自身不足,激发学习动力。

2. 案例设计与实施

在敬畏生命环节中,举办"三个一"活动。一场缅怀活动。在清明节缅怀大体老师,同时邀请遗体捐赠者家属与学生交流,激发起学生对生命的敬畏之心。一场讲座。邀请专家到校开讲座,围绕中国传统文化中的慎终追远的生命观展开。日常学习中,学生更多的是注重于学习西方的生命观,但对于中国传统的慎终追远的生命观了解并不多,通过讲座的形式加强对生命的敬畏之心。一场主题展演。在国家公祭日期间布置展板,宣扬抗日战争时期医疗队伍所作出的重大贡献,激发医学生对生命的敬畏及使命感。

在护佑生命环节,举办暑期"三下乡"和技能大赛等活动。大学生是祖国的未来,是社会主义事业建设者和接班人,让学生在暑假期间通过"三下乡"的方式接触广阔天地,锻炼自身能力,对他们有很大益处。通过"三下乡"活动让学生了解到自己学习的价值所在,获得认同感及成就感,同时在活动中发现不足,激发其进一步学习的动力。同时,在校内可以举办技能大赛,以赛促学。在比赛过程中,无论是参与者还是旁观者,都能够有所触动,激发学习技能的兴趣。

3. 工作实效与经验

清明节缅怀活动,营造仪式感能够较好地激发起学生的共鸣。同时,对遗体捐献家属的分享需要进行较好的处理以引发学生共鸣。在举办讲座时,由于讲座较多,学生往往提不起兴趣,因此需要邀请较为知名教授,能够在轻松愉悦的环境中完成讲座的宣讲,并且可以在讲座后期进行心得分享,举办征文比赛扩大影响。主题展演,可以采用线上线下相结合的方式,宣传内容可以分为官方正式版和漫画版,用更加贴近学生的方式进行宣传。

暑假"三下乡"活动,时间较短,往年学校都是车辆当天来回接送,对于学生来说体验不深。如果能够有合适的地方,在保证安全的前提下,让学生真正地去深入体验农村生活,对学生来说会更有触动。在举办技能大赛过程中,可以尝试让学生更多地参与到大赛中,让学生更多地了解活动的设计流程。同时相应地给予学生物质和精神奖励,激发他们的参与热情。

(三)案例点评

1. 案例典型特征

案例以纪念日为契机,加强中华民族传统文化的宣传,形成一系列的教育活动,能够更好地围绕、契合敬佑生命这一主题。同时,结合"三下乡"、技能比赛等形式,让学生能够适时运用所学知识,在运用中激发本领恐慌意识,从而更加用心地投入专业知识学习中。

2. 案例推广价值

医学院校有自身客观存在的特点,该案例本身便是结合医学院校特色而准备的,因此在推广过程中可以减少水土不服现象。另外,该案例运行模式不需要耗费较多资金,不会因为资金问题导致推广困难。

3. 思考与建议

举办活动,很多时候都存在着优等生主动参与,中等生积极配合,差等生事不关己的情况。因此在这个案例活动中,如何能让差等生以一种更加积极的态度投身到活动中来,是我们需要思考的问题。同时,一项活动要不断地去丰富活动内涵,创新活动形式,只有这样才能更好地传承下去。

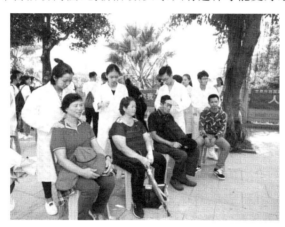

图42　学生参与"三下乡"活动,服务群众,锻炼自我

（张元桢）

二、铸血树魂,小马当先

(一)案例综述

理想指引方向,信念决定成败。理想信念是人生发展的内在动力。青年大学生是国家未来的建设者,是祖国的希望和民族的未来。2017年,党的十九大报告提出,要培养担当民族复兴大任的时代新人。2018年9月,习近平总书记在全国教育大会上强调,要在坚定理想信念上下功夫,教育引导学生树立共产主义远大理想和中国特色社会主义共同理想,增强学生的中国特色社会主义道路自信、理论自信、制度自信、文化自信,立志肩负起民族复兴的时代重任。2019年4月,习近平总书记在纪念五

四运动 100 周年大会上的讲话中指出,新时代中国青年要树立远大理想。为了打牢青年大学生成长成才的科学思想基础,引导我校学生成长为中国特色社会主义事业的合格建设者和可靠接班人,厦门医学院陆续建设一批马克思主义理论学习型社团。2016 年 5 月,厦门医学院第一个马克思主义理论学习社团——青年马克思主义协会成立了。

(二)案例解析

1. 案例思路与理念

正确的理想信念包括信仰马克思主义,确立对中国特色社会主义共同理想的执着追求,在投身中国梦的伟大实践中实现人生价值。青年理想远大、信念坚定,是国家、民族无坚不摧的前进动力。因此,青年马克思主义协会在建设中,秉持"铸魂"理念,遵循思想政治工作规律,遵循教书育人规律,遵循学生成长规律,打造"小马"系列品牌项目,培养大局意识,坚定大学生的理想信念,增强大学生的社会责任感。

2. 案例设计与实施

(1)开展研读、讲坛项目活动,修学奋进

研读经典作品是理论学习型社团的根本所在。"小马读书"每半个月从马克思主义经典著作、红色经典作品中选取一个专题,安排学生开展读书交流,并由马克思主义学院专职教师现场指导读书,交流分享对原著的解读。该项目将学生的自学和教师的导学结合起来,通过常态化的学习交流坚定青年学生理想信念。"小马读书"通过研读《青年在选择职业时的考虑》《习近平的七年知青岁月》等经典作品,结合伟人成长的事迹,探寻伟人扎实的人生步伐背后的理想追求和面对困难挫折不言放弃的信念,指导学生以伟人为榜样,扎根基层了解国情民情,在艰苦奋斗中锤炼意志品质,在为实现中国梦而进行的伟大奋斗中实现人生价值。

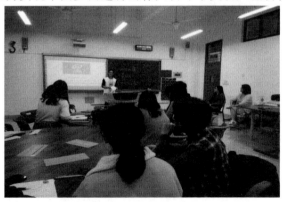

图 43 "小马读书"分享会上学生分享

"小马讲坛"是邀请校内外专家学者为社团成员做专题讲座的项目。专家学者对中国革命和社会主义现代化建设有深刻的理解,他们宽广的人生视野、平易的话语对于青年学生树立正确的理想信念具有重要的指导作用。在学院的支持下,社团先后邀请了福建省委党校、厦门大学、集美大学、厦门市委党校等院校教授,本校党委领导及本校副高以上职称的教师为社团成员传道授业解惑。福建省委党校李海星教授和同学们分享习近平同志在福州工作的故事,启迪我校学生做一个志在高远的人,既有钢铁意志,又具侠骨柔肠。厦门医学院马克思主义学院教师黄巧莲以"我将无我,不负人民的大境界和大作为"为专题,分析习近平谈治国理政中的理想信念,激励青年学生与人民心心相印、与人民同甘共苦、与人民团结奋斗。厦门医学院马克思主义学院教师何海琳以"不忘初心、牢记使命"为专题,解读不同战线普通劳动者在普通岗位上的家国情怀,鼓励同学在爱岗敬业中锲而不舍实现人生理想,推动国家进步和发展。

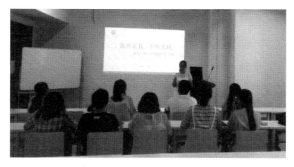

图 44　黄巧莲老师为协会成员做专题讲座

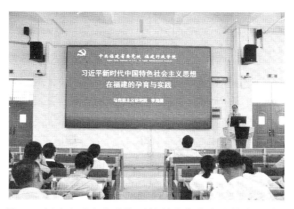

图 45　福建省委党校李海星教授为协会成员做专题讲座

（2）推进调研活动,汇学融思

　　学而不思则罔,思而不学则殆。学既是积累求知的过程,也是醒思固信的准备。学而不思，死记硬背，无异于学无是处。思而不学，无根臆忖，无异于缘木求鱼。为了促进社团成员的汇学融思，社团通过开展"小马调研"系列活动，引导社团成员用马克思主义理论、用马克思主义中国化理论成果来分析中国辉煌、中国震撼。

"小马调研"主要针对国家、社会以及校园生活热点、焦点事件，组织社团成员前往甘肃临夏胭脂镇、安徽休宁县白际乡、上杭才溪镇等地开展国情调研。调研中，同学们亲眼看见基层工作者克己奉公，想老百姓所想，不断提高服务人民的能力，得到当地群众的认可和信任，深受感动。通过和基层工作者连日的交往和跟随，同学们体会身边的榜样、先进典型人物事迹背后所蕴含的理想信念，鼓舞青年学生坚定理想信念，把个人理想和社会理想结合起来，找到人生道路的着力点和方向。

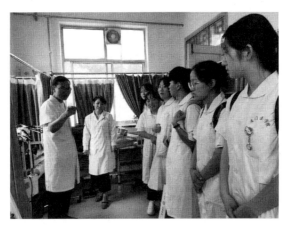

图46　协会成员在甘肃临夏胭脂镇卫生所调研

（3）开展服务项目活动，实干践行

党的十九大报告提出，要以培养担当民族复兴大任的时代新人为着眼点，要强化实践养成。践行是认知认同的外在表现和最终目标，又是强化和巩固认知认同的实践力量。打牢青年大学生成长成才的科学思想基础是认识、实践、再认识、再实践不断循环往复的过程。要坚定学生的马克思主义信仰，确立对中国特色社会主义共同理想的执着追求，在投身中国梦的伟大实践中实现人生价值，就要积极引导大学生在实践中去检验认识，反思，进一步强化认识。

行是知之始，知是行之成。社团通过组织"小马服务"，促进社团成员知行合一，学思践行。

"小马服务"是组织学生运用专业所长走向社会，为社会、为市民提供专业服务的项目。通过服务项目，教育和启发大学生，让大学生深刻体会和时代共命运的使命感和责任感,深化对人民的感情、对社会的责任、对国家的忠诚。目前,"小马服务"组织学生前往厦门集美三社村委会、厦门金安社区、厦门高林社区、厦门高浦社区、安徽休宁县白际乡、甘肃临夏胭脂镇等地服务群众。通过亲身经历服务活动让他们体会到被人需要和尊重的获得感和满足感,克服一些理想信念的误区,巩固为推进人民的健康事业而奋斗的理想信念。

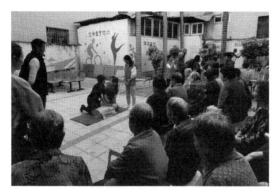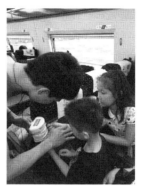

图 47　协会成员在厦门高浦社区为居民服务　　图 48　协会成员在动车上开展健康宣讲

(三)思考与计划

1. 主要成效

社团活动的主体是学生。青年马克思主义协会打造"小马"系列活动,以学思践行为主题,以形式灵活为特点,让学生在项目主题商讨、活动方案具体策划、文案写作、社会服务等项目活动中担当大梁。社团成员通过参与这些项目,提高学习、科研素养、语言表达、组织协调、团队合作、待人接物等综合能力。2019 年夏天,青年马克思主义协会成员李绍伟利用暑假在贵州省黔东南州凯里市三棵树镇为乡村儿童义务办学,获得乡里好评。

社团活动不拘泥于单纯的理论学习形式,要注意活动形式的多样性,坚持理论与实践相结合的原则,将枯燥乏味的理论知识与学生的现实生活相结合、与当前时事热点问题相结合,抓住青年大学生自我成长的诉求,鼓励用其喜欢的形式参与项目,学思践行,不断提高理论修养,灵活运用马克思主义立场观点方法论看待问题、分析问题、解决问题,将自己塑造成为社会主义事业的合格建设者和可靠接班人。

2. 下一步加强和改进的计划

（1）建设指导教师团队

指导教师是理论学习型社团的设计师和引导者。指导教师需要及时了解社团成员的思想动向，才能清楚学生的诉求，才能有针对性地指导学生开展社团活动，使学生乐于参与其中，在活动中提升理论修养，坚定理想信念。目前，社团指导教师均为马克思主义学院专职教师，教学任务重，精力有限，单靠个别教师力量难以有效实现社团活动的良好运营。因此，要提高理论学习型社团的质量，必须打造一支政治要强、情怀要深、思维要新、视野要广、自律要严、人格要正的指导教师团队，让教师团队在社团活动指导中做到坚持政治性和学理性相统一，价值性和知识性相统一，建设性和批判性相统一，理论性和实践性相统一，统一性和多样性相统一，主导性和主体性相统一，灌输性和启发性相统一，显性教育和隐性教育相统一。

（2）加强各高校理论学习型社团的交流

一个高品质社团的发展，不仅需要加强内在建设，也要积极开展对外交流。作为一所新晋的本科院校，我们在社团建设方面经验还非常有限，因而工作中难免考虑不够周全。通过增进校际交流，发现兄弟院校同类型社团建设的可取之处，推动各社团之间的优势互补和团结协作。

十年树木，百年树人。理想信念教育对于高校思想工作者来说是永不停息的话题。厦门医学院马克思主义学院将在今后的工作中，牢记思政教师的使命，继续生动有效地推进理想信念教育，为社会主义建设培养有信仰、有情怀、有能力的建设者和接班人。

（何海琳）

第三节　三阶段逐级推进——生命教育与心理健康教育的融合与实践

一、案例综述

党的十九大报告提出要"加强社会心理服务体系建设，培育自尊自信、理性平和、积极向上的社会心态"。社会心态是人们对自身及现实社会所持有的较普遍的社会态度、情绪情感体验及意向等心理状态。社会心态产生于社会个体心理，又以整体的形态存在，进而影响着每个社会成员的社会价值取向和行为方式，影响着国家经济政治和社会发展大局。

大学阶段是人生成长的关键时期，学业的竞争、就业的压力、情感的困扰等因素相互交织，容易使大学生产生各种心理反应。目前没有权威数据统计全国大学生心理健康状况，然而在日常工作中不难发现，相当数量的在校学生存在不同程度的心理健康问题。由于精神障碍、心理疾病等原因自伤或伤人的事件时有发生。其中，个人的无意义感、无价值感是生命之殇背后的重要原因，正是生命意义的缺失引发了诸多心理问题。心理健康教育与生命教育二者相辅相成，密不可分。

医学生肩负着"健康所系，性命相托"的神圣使命。为了进一步提高我校大学生的心理健康水平，培养有责任、有担当、有温度、有情怀的医学生，为我国医学卫生事业输送合格的建设者和接班人，我校高度重视学生的心理健康工作，构建全员、全过程、全方位的心理工作体系，鼓励教师、学生全员参与，使学生在课堂教学、课外活动、媒体宣传等过程中完成自我教育与帮扶他人，在春风化雨润物无声的过程中接受生命大爱的教育，点亮自身生命的意义之光，照亮他人生命的前行之路。

二、案例解析

（一）案例思路与理念

生命教育，是直面生命和人的生死问题的教育，其目标在于使人们学会尊重生命、理解生命的意义以及生命与天人物我之间的关系，学会积极地生存、健康地生活与独立地发展，并通过彼此间对生命的呵护、记录、感恩和分享，获得身心和谐、事业成功、生活幸福，从而实现自我生命的最大价值。

心理健康教育与生命教育存在密切的关联。广义上，生命教育包含安全教育、法制教育、心理健康教育等，心理健康教育是其中的重要组成部分。心理健康教育的本质议题是生命教育，生命教育是心理健康教育的升华。心理健康教育同时也是生命教育的重要载体，生命教育通过心理健康课堂教学、文化宣传、实践活动而渗透其中。因此，心理健康教育与生命教育是相辅相成的，都是为了全面提高学生的素质，培养理性平和的心态、健全的情绪与意志品质、与他人和环境建立良好和谐的关系，最终成就自我和他人的人生价值。

传统大学生心理健康教育的不足有以下几点：第一，在时间上缺乏延伸性。心理健康教育往往以大学生心理健康课程为载体展开，课程结束后教育也宣告终止。第二，在空间上缺乏拓展性。多所高校的学生表示，心理健康教育只在课堂进行，课后缺乏有效的教育和指导。第三，心理健康教育的方式和内容较为单一。内容安排上往往存在理论基础知识过多的现象，充斥着大量概念、定义和理论，以致脱离大学生生活实际，抽象难懂。教学方式上以教师为中心，导致课堂上缺少师生互动和体验感悟的环节，气氛沉闷，学生难以融入。

习近平总书记提出要把思想政治工作贯穿教育教学全过程，实现"全

下篇　医学生担当精神培育实践

程育人、全员育人、全方位育人"。"三全育人"也是指导我们开展心理健康教育工作的重要指导思想和宝贵精神财富。厦门医学院心理健康教育围绕着"打造全员育人的心理健康教育工作队伍"、"构建全过程育人的心理健康教育工作框架"和"夯实全方位育人的心理健康教育工作载体"三个方面展开,在实践过程中发展出"一二三四五"的工作模式。

(二)案例设计与实施

1. 打造全员育人的心理健康教育工作队伍

制度层面,在《中华人民共和国精神卫生法》、《中共中央 国务院关于进一步加强和改进大学生思想政治教育的意见》(中发〔2004〕16 号文)等文件的基础上,制定《厦门医学院心理健康工作文件制度汇编》,明确指出全校教职工均有责任和义务关心并维护学生的心理健康,营造和谐的校园氛围。在组织架构中设立心理健康四级工作网络,组长由主管学生工作的校领导担任,小组成员由学生处长、团委书记、各系党总支书记、公共课教学部和心理健康中心负责人等组成。在人员保障方面,一方面发挥教师的主体作用,以心理健康中心教师、马克思主义学院教师、生涯规划课教师、系书记、辅导员为骨干,各部门相互配合,定期召开"思辅心涯联席会",大家根据当下热点与学生心理状况建言献策,共同维护学生的身心健康;另一方面,积极发挥学生之间的朋辈互助作用,成立校心理协会,每个班级任命心理委员,经过心理健康中心专业培训后以学生为主体面向班级同学开展心理培训与朋辈辅导,保障"学校—系—班级—宿舍"四级网络体系畅通运行。

2. 构建全过程育人的心理健康教育工作框架

从大一入学到毕业步入社会,全程关注学生心理健康状况。大一阶段,学生面临从中学到大学的剧烈转变,生活环境、学习方式、人际关系等均发生变化,固有的认知和行为方式需要重新调整。该阶段心理健康教育的任务是新生适应问题,引导和帮助学生主动融入环境,参加各项活动,建立良好的人际关系。大二、大三阶段是向目标奋斗与蜕变的关键时期,学业压力、情感困惑、人际关系是该阶段的主要问题来源。帮助学生提高自我认识、明确学习目标与方向、合理安排生活是此阶段的主要任务。大四阶段是心理冲突较激烈的时期,通过向学生提供及时的心理疏导和行为训练,减少负面情绪,树立服务社会、奉献社会的意识,帮助学生将来更好地走向社会。在全程育人过程中实行动态化的管理机制,建立学生心理档案,尤其对于存在较严重心理问题与心理疾病的学生,平时辅导员谈心谈话密切关注、心理委员定期汇报,在各重要时间节点,如期初、期末、节假日前后、毕业求职季,心理健康中心与各系主动出击,共同保障学生生命安全。

3. 夯实全方位育人的心理健康教育工作载体

充分建设第一、第二、第三课堂,实现心理健康教育全程覆盖。第一课堂以心理健康教育课程为基础,学生通过 32 学时(理论 16 学时,实践 16 学时)的集中学习,了解心理健康知识,掌握基本的心理调适方法,找寻大学生活的意义。另外,根据不同专业特点,开设相应专业基础课,如康复心理学、护理心理学、医学心理学、心理咨询与治疗等,掌握助人的具体技术,鼓励对心理学感兴趣、愿意加入朋辈辅导队伍的学生参加朋辈助人技术选修课学习。通过形式多样的课程,尽可能地保障学生在校期间心理课程不断线。第二课堂是补充,加强大学生心理健康教育宣传,促进学生心理社团发展,鼓励学生参加各类心理健康教育活动。打造"5·25"心理健康月品牌。通过形式多样的心理情景剧、心理沙龙、团体辅导活动,扩大心理健康教育影响力,提高学生参与积极性。第三课堂是拓展,为有想法、有热情的学生创设平台。创建微信公众号"知心厦医",由学生负责日常运营,推送心理健康知识与活动预告;着力打造心理咨询信息化服务,开通心理测验平台,拓宽心理咨询预约渠道,面向大多数心理健康的学生,鼓励其实现自我潜能,帮扶少部分存在心理问题的学生走出阴霾拥抱阳光。

推动"家—校—医"相结合的模式。家庭是个体成长的最初环境,家庭的组成结构、教育方式、家长性格都会对个体产生重大的影响。要重视家庭的作用,了解每个学生的家庭背景,这样有助于更好地了解学生,做好心理健康工作。相当一部分学生入校后出现的心理危机,究其原因,可以追溯到他们的家庭及成长过程。所以,当学生出现心理问题时联系家长,一方面是从监护人的角度出发,可由他们决定如何进行干预;另一方面由家长协助能从根源上解决心理问题,给学生提供强有力的人际支持,帮助其攻克难关。此外,学校还与厦门市仙岳医院建立合作关系,建立学生就医的"绿色通道",对于在心理咨询或心理普查过程中发现的危机学生及时转介就医,保障学生的生命安全。

4. 建立"一二三四五"工作模式

围绕着"三全育人"思想,结合日常工作实践,我校建立了"一二三四五"工作模式。

一是"一月",以"5·25 大学生心理健康日"为契机,每年开展一次心理健康月活动。集中开展心理情景剧展演、心理征文比赛、心理沙龙、电影展播等主题活动,普及心理健康知识,强化心理健康意识。

二是"二维",积极构建横向工作体系和纵向课程体系。打造"思辅心涯"联动机制,每月一个主题,召开一次思政课教师、辅导员、心理教师、生涯规划与就业指导教师联席会议,研讨大学生思想政治教育工作,构建横向工作体系;分年级、分阶段开设心理健康、医学心理学、护理心理学等专业相关的心理课程,构建纵向课程体系。

三是"三防",建立大学生心理危机三级预防体系。一级预防即通过课堂教学、校园文化活动、互联网等载体向全体学生普及心理知识;二级预防即通过新生心理普查、特殊群体访谈、日常咨询接待等建立特殊学生心理档案,给予专业心理援助;三级预防即提早识别严重心理障碍和危机事件,及时采取干预措施。

四是"四网",构建心理健康工作四级网络。宿舍心理信息员、班级心理委员、辅导员、心理教师,四位一体,畅通大学生心理健康工作信息渠道。

五是"五化",推进心理知识普及化、分类辅导经常化、问题关注主动化、心理咨询日常化、危机干预提前化,有力促进了学生心理素质的提升。

(三)工作实效与经验

1. 增强自助与助人意识,提高学生生命价值感

当前全社会大力开展社会主义核心价值观的学习、宣传和实践活动,弘扬了社会正能量。然而对于少部分学生而言,这种"高大上"的教育方式不够"接地气",容易引起被教育者内心的排斥,产生逆反心理,教育效果甚至适得其反。将心理健康教育融入生命教育,实施隐形化的生命教育,以利己为外表、以利他为核心进行教育,真正做到春风化雨,润物无声。

以心理健康课程"走近心理咨询"为例,在活动"角色扮演:病人与咨询师"中,学生将当前生活中的困扰写在白纸上并用夹子夹在背后,作为一名"病人"希望能得到他人的帮助。同时,每位学生又要扮演一名非专业的"心理咨询师",去倾听"病人"的困扰,给出自身的看法与建议,尽可能地帮助他人。活动结束后,取下背后的纸张,看到上面满满的话语,虽然不一定能解决实际困扰,但在这非批判、充满支持的氛围中学生感受到温暖和他人的善意,体会到良言一句三冬暖的真谛,有利于在今后工作与生活中产生助人动机与行为。同时,在教师的引导和总结下,认识到不是所有的问题都能通过朋友倾诉得到解决,必要时可以寻求心理咨询的帮助以更好地关怀自我的生命。通过诸多类似的活动设计,真正将自助与助人相统一,在奉献他人过程中提升自我。

2. 增强自助与助人能力,提高学生生命成就感

增强学生生命成就感的关键在于发挥学生的积极性,引导学生自己主动发现、提出问题,主动寻求解决办法的过程,更有助于学生产生自我成就感。而且,在发现问题到解决问题的过程中越是付出大量努力,最终得到自己满意的答案或者具有创造性地解决问题,越会产生深刻持久的自我成就感。

我校心理健康教育非常重视学生成就感的培养,课堂上以活动的形式帮助学生去体验、去发现、去思考、去感悟。课外活动尽可能地以学生为中心,例如由心理协会负责心理健康中心微信公众号的运营维护,通过当代年轻人喜闻乐见的表达方式普及心理健康理念,讲好生命关怀的道理。近两年以来,我校着力打造一支由受过专业训练的学生组成的朋辈辅导小组,作为学生当中的骨干力量,开展心理健康工作,对存在轻微困扰的学生进行力所能及的疏导工作。参与工作的学生纷纷反馈对于助人工作有更深刻的认识,帮助他人后产生的成就感也坚定了将来作为一名医务工作者的决心。历届心理情景剧展演,经过层层选拔入围最终展演的参赛队伍用幕后辛勤的付出,为观众献上一幕幕鲜活、感人的演出,生动地诠释了"德厚立人,术湛立业,厦医学子,以医为生,以术泽世,用爱和信仰,在平凡中创造奇迹,见证生命的力量"的坚定信念。

三、案例点评

(一)案例典型特征

健康是人类共同的追求。习近平总书记在党的十九大报告中提出健康中国的发展战略,人民健康是民族昌盛和国家富强的重要标志,要完善国民健康政策,为人民群众提供全方位全周期健康服务。健康中国战略的推行,是践行以人为本理念的重要体现。医学生是未来的一线医务工作者,在健康中国的建设中承担着重要职责和使命,因此医学生的生命教育不仅有助于医学生自身的身心健康,而且影响着我国未来医疗卫生事业的发展乃至健康中国的发展。医学生在大学期间应该由对自身生命的追问上升到对生命意义的理解,进而将治病救人、救死扶伤的专业责任上升到对提高人民健康水平的责任认知和担当使命。厦门医学院将心理健康教育与生命教育深度融合,培养了一批又一批以阳光、大气、善良、感恩、忠诚、团结、实干、创新作为自身要求,具有高度社会责任感及时代使命感的优秀青年学生,践行了"德厚立人,术湛立业"的校训,为我国医疗行业输送优秀的人才。

(二)案例推广价值

心理健康教育立足于育人,就不再只是消除心理障碍、排忧解难,目标就不仅仅是没有心理问题和保持心理健康。高校应重视引导学生心理健康,着眼于全体学生心理素质培养,构建以发展性功能为主,预防性、治疗性功能为辅的积极心理学教育范式。鼓励大学生在大学这短暂又宝贵的时光中为实现自己的人生理想而勇敢拼搏,用行动去诠释生命的意义。

"00后"大学生的主体意识和主体性特征比较明显,他们接受信息的渠道更加广泛,听到的观点和声音更为驳杂,传统的权威式说教已经难以适合当前的时代环境。他们需要参与度更高、形式更具吸引力以及更贴近内心诉求的教育方式。高校心理健康教育与生命教育不仅要"授之以鱼",更要"授之以渔",注重发挥学生的能动性与创造性,激发学生参与意识,引导学生发挥自我潜能,实现"助人自助,生命关怀"的终极目标。

(三)思考与建议

首先,生命教育的目的在于帮助学生形成正确的生命观,塑造健康的心理以及树立关爱他人、尊重生命的意识。学校不仅要注重学生的心理健康与生命教育,同时应该重视树立教师的生命教育观念,加强其社会主义核心价值观教育,树立其大爱理念及深刻的时代使命感,在日常教学过程中发挥教师的模范引领作用,构建多学科协同的生命教育网络。其次,调动学生家庭资源,对家长进行相应的生命教育理念的渗透,家庭与学校同向同行,引导学生形成正确的生命价值观。最后,要主动把互联网纳入大学生心理健康教育与生命教育的考量因素中。互联网的普及对高校生命教育提出了新要求,网络诈骗、网络贷款、网络暴力等有互联网参与的致害甚至致死事件的频频曝光,警示我们大学生生命教育不仅要向大学生传递生命意义和自我调适的技能,还要教会学生如何在网络环境中关怀和保护生命。

(周　曦)

第四章　崇尚英雄

第一节　开展融入崇尚英雄元素的校园文化活动

一、用崇尚英雄主题活动滋养大学生成长

(一)案例综述

习近平总书记在全国高校思想政治工作会议上指出,高校思想政治工作关系高校培养什么样的人、如何培养人以及为谁培养人这个根本问题。办好中国特色社会主义大学,必须坚持正确的价值导向,弘扬中国精神的价值意蕴,切实筑牢高校思想政治的根基。习近平总书记在全国宣传思想工作会议上强调,要广泛开展先进模范学习宣传活动,营造崇尚英雄、学习英雄、捍卫英雄、关爱英雄的浓厚氛围。英雄主义精神是中国特色社会主义特有的民族精神底色,是大学生思想政治教育的重要内容。在新的社会文化环境下,开展校园英雄主义教育是高校培养社会主义建设者和接班人这个根本任务的时代需求。厦门医学院团委紧紧围绕学校"对国家尽忠、对父母尽孝、对单位尽责、对病人尽心"的"四尽"育人目标,以崇尚英雄主题教育活动为驱动,进一步加强和改进大学生思想政治工作,不断强化、优化、精化、细化崇尚英雄教育的主渠道,形成了"三维一体"的育人模式,引导学生成长为具有责任担当和家国情怀的优秀人才。

(二)案例解析

1. 案例思路与理念

英雄精神是中华优秀传统文化的重要内容,是社会主义文化自信的重要支撑,是社会主义核心价值观教育的重要部分。它蕴含着丰富的中华民族传统美德、价值追求、思想智慧内涵,可以有效激发大学生思想认同、情感共鸣、行为效仿。厦门医学院团委坚持以马克思主义为指导思想,将崇尚英雄主题教育活动作为大学生社会主义核心价值观教育的重要内容,做到系统规划、突出重点、丰富载体、创新方式;将学、听、观、思、讲、演、行、唱、做等多层次立体化的各类学习实践活动串联起来,形成闭

环式的"三维一体"育人模式,即学习－体验－实践,引导学生成为德才兼备、全面发展的中国特色社会主义合格建设者和可靠接班人。

2. 案例设计与实施

有学习——通过学习英雄先进事迹、参观革命英雄教育基地、观看革命英雄题材电影、举办交流活动等形式,在事迹学习中激发大学生对英雄精神的认知需求,提升认知水平。

(1)与思政课联袂,崇尚英雄教育进课堂

校团委联合马克思主义学院,将崇尚英雄的教育融入思政课堂教学中,特别是在《思想道德修养与法律基础》第三章和第五章的教学中,通过对近代以来革命英雄人物的生平和先进事迹的介绍,辅以课堂互动分享,引导青年学生从崇尚英雄、学习英雄、捍卫英雄中汲取智慧和力量,把理想信念的火种、红色传统的基因一代代传下去,让英雄的血脉永续。

(2)外出参观学习,接受英雄精神洗礼

校团委和马克思主义学院还积极组织青年学生参观陈嘉庚纪念馆、集美李林烈士纪念园、郑成功纪念馆、英雄小八路纪念馆等红色爱国主义教育基地。纪念馆内陈列的一件件革命物品,讲解员的一段段生动讲解,真实还原的一幕幕影像视频向青年大学生们诉说着那些可歌可泣的英雄事迹,学生们备受教育。学校还利用大学生暑期"三下乡"社会实践活动,鼓励实践队将参观爱国主义教育基地与社会服务和调查研究结合起来,指导多支实践队前往瞿秋白纪念馆、古田会议旧址、闽北革命历史纪念馆、蔡威事迹展陈馆等革命教育基地,领悟革命传统,继承英雄业绩。

(3)听报告会、看红色电影,加深对英雄主义精神的理解

2019年4月,校团委协办了"闪耀的红——自愿无偿献血优秀事迹全国巡讲进校园"活动,6名来自全国不同地区的血站工作者深情讲述了一个个扣人心弦、感人肺腑、凝聚力量的献血者和献血服务的感人故事,向师生展示了一个真实、立体、全面的新时代中国无偿献血场景,生动诠释了当代的"英雄观"——每一个平凡人也可以成为英雄。校团委以此次行动为契机号召广大青年学子弘扬无悔奉献、勇于担当、务实进取的伟大精神。学生社团电影协会也利用每周末时间,放映《战狼》、《湄公河行动》、《信仰者》和《烈火英雄》等英雄主义题材的电影,通过影视剧情与眼前美好生活的强烈对比,引导广大学生去思考英雄们的英勇壮举,加深对英雄精神的理解。

有体验——通过开展主题演讲、情景剧演绎、爱国歌曲传唱、爱国电影配音等活动,引导大学生在体验中增强情感认同,理解价值共识。

（4）主题演讲共话青春、共颂英雄、共抒真情

校团委举办以"青春·英雄"为主题的演讲大赛，引导青年学子将火热青春与民族英雄，将岁月静好与负重前行进行对比思考，激发心中对英雄的敬畏之情和深厚的爱国主义情怀。选手们有的深情讲述邱少云、黄继光和四川省凉山州木里县救火英雄等英雄人物的先进事迹，号召大家不断强化斗争精神，增强奋斗本领，不畏艰难，奋勇向前，投身社会建设；有的将五四精神辅以实例娓娓道来，一句"唯有拼搏，方能无悔"，道出了当代中国新青年的坚定决心；有的以幽默诙谐的方式启发观众思考"何为有为青年"，通过生动鲜活的故事，激发同学们崇尚英雄，学习英雄，争做敢于有梦、勇于追梦、勤于圆梦的新时代青年。

（5）深情演绎，体悟大无畏的英雄气概

校团委连续两年开展"让崇尚英雄成为校园风尚"微情景剧大赛，同学们查阅资料、收集素材、撰写剧本、精心编排，在10分钟左右的情节中真实还原了一个个英雄人物感人肺腑的事迹。遗体器官捐献者叶莎的感人故事、牺牲于1948年大湖之战的烈士朱振汉的一封家书、平凡而伟大的村医"打针阿爷"、为保护人民生命财产安全而牺牲的烈火英雄、万婴之母林巧稚首例新生儿溶血救治成功的案例、雷锋班的乔安山在遇见车祸时挺身救助遭到误解后依然将雷锋精神传递下去的执着……不同的年代、不同的身份、不同的职业，却有一个共同的英雄形象。所有参演者在英雄人物的寻找，塑造，传承，效仿中感悟不朽的英雄精神。台下的观众无不被舞台上的表演所震撼，直击内心深处。激发起同学们的敬畏之情，自觉与英雄崇尚的价值观共鸣。

（6）传唱爱国歌曲，高扬爱国主义和英雄主义主旋律

一首首讴歌人民、讴歌英雄的爱国主义歌曲，融合合唱、情景表演、朗诵和舞蹈等艺术形式，勾起回忆，激发共鸣，以潜移默化的方式，使青年学子接受爱国主义情操、民族精神品质、英雄价值观念的熏陶渗透，提升思想境界。

（7）红色电影配音，在"声"临其境中追忆革命英雄

护理学系团总支和医学技术系团总支先后承办了红色革命电影配音大赛，同学们以团队的形式参加，根据各自的喜好选择一段红色影片剧情进行配音。电影画面或黑白，或亮彩，感染了现场师生。还原现场感的声音穿越了历史，抵达耳畔，在内心回荡。为了提高配音质量，每组参赛队反复观看影片，把握人物的心境，近距离感受革命先烈的精神，重温那红色岁月的点点滴滴，对红色文化、民族精神和英雄主义有了新的认识。观众们也在选手们的倾情演绎中对电影所要传达的精神有了更深刻的

理解。

有实践——通过开展向先进学习的社会实践活动、志愿服务活动和公益活动等,引导大学生在实践服务中提升行动自觉,强化担当使命。

（8）崇尚英雄激发实践热潮

在崇尚英雄教育活动的激发下,厦医学子们掀起了"向英雄学习争做英雄"的实践热潮。学子们积极投身新时代建设,在暑假期间深入基层,服务基层,坚定青春理想,主动担当作为。近两年,我校大学生暑期"三下乡"社会实践活动策划组织了"爱心医疗服务团"、"禁毒防艾宣传团"、"理论普及宣讲团"、"青年大学习"专项和"河小禹"专项等 10 多种类别实践团队,每年都有 40 多支实践队 600 余名师生参与其中,无论是在活动开展的质量上,还是社会宣传的成效上,都取得了突破性成果。

3. 工作实效与经验

校团委将崇尚英雄教育作为大学生思想政治教育的重要抓手,探索出崇尚英雄"三融合"教育模式,即将崇尚英雄教育与学校育人目标相融合,与课堂教学相融合,与校园文化相融合,使崇尚英雄融入学校教学教育全过程,不断升华大学生对英雄主义精神的崇尚之情。

一是紧扣学校的育人目标和校风学风,树立崇尚英雄的鲜明导向。学校以培养"为国家尽忠、为父母尽孝、为单位尽责、为病人尽心"的"四尽"人才为育人目标,以"阳光、大气、善良、感恩"为校风和以"忠诚、团结、实干、创新"为学风,与英雄模范精神内蕴相呼应。在活动设计过程中,从学校育人高度去引领崇尚英雄校园新风尚,是德育工作的一条新途径。

二是在思政课堂和课堂思政中将崇尚英雄渗透到学生心中。思政课教师充分发挥思政优势,利用课堂教学,帮助大学生梳理中华民族历史长河中的英雄人物事迹,全面深刻地理解英雄主义精神的内涵,自觉辨析和抵制错误思潮。专业课老师则从专业角度,通过专业人文课堂,引导学生向行业内的先进人物学习,如"中国肝胆外科之父"吴孟超院士事迹学习、首位华人诺贝尔生理学或医学奖获奖者屠呦呦事迹学习、"医疗扶贫专家"姚尚龙事迹学习等,从而树立人生与职业的价值标杆。

三是发挥团学活动的育人功能,提升崇尚英雄教育的亲和力与感染力。学校充分利用清明节、国庆节、建军节和烈士纪念日等时间节点开展线上线下的英雄主题教育活动和校园氛围营造,将身边鲜活的先进人物请上讲台,通过宣讲的形式引导青年大学生学习先进,崇尚先进,争当先进,使崇尚英雄成为青年大学生共同的价值追求和行为准则。

(三)案例点评

1. 案例典型特征

校团委着力把握思想政治教育规律,认真分析医学院学生特性和当代青年学子的特点,思考不同学生群体间的一致性与差异性。根据学生群体的不同需求和特点,创新教育载体,转变教育方式,构建开放式、多途径的崇尚英雄育人模式,做到理论性与实践性相结合,内容性与形式性相结合和历史性与时代性相结合。从认知、情感和行动三个维度,引导学生不断深化对英雄主义精神的价值共识,更好地将思想意识转化为自身的自觉行为,最终传承英雄主义立身养德、立志报国、敬业乐群、扶危济困的高尚品格,让英雄主义精神传之有道,行之有效。

2. 案例推广价值

校团委崇尚英雄系列学习教育活动聚焦教育内容,教育形式和教育主体,让马克思主义英雄观教育成为极具时代感的鲜活表达,引导青年学生在弘扬英雄主义精神过程中汲取思想养分,坚定文化自信,厚植爱国主义情怀。

一是在教育内容上创新,让学习英雄具有鲜活的时代感。在英雄事迹的学习过程中,除了耳熟能详的民族英雄人物,校团委还鼓励学生聚焦新时代涌现出来的平民英雄,通过他们的事迹去感知善良和大爱,触摸来自身边的道德力量。

二是在教育形式上创新,让崇尚英雄教育更"走心"。红色电影配音、微情景剧演绎、清明节缅怀遗体器官捐献者等活动,将崇尚英雄教育活动从情感体验层面加以提升。举办青年学生喜闻乐见的活动,并在活动参与中使学生真正产生与英雄人物情感上的共鸣,启发学生对英雄精神的思考,最终发挥榜样的力量,内化为自己的实际行动。

三是在教育队伍上创新,主动抓牢崇尚英雄教育主导权。广泛吸收专业教师、思政人员和青年团干的智慧结晶,做到"专业职业教育＋大学生思想政治引领＋青年创新创意"三聚力,遵循教育规律和青年成长规律。

3. 思考与建议

崇尚英雄主题教育作为学校大学生思想政治教育的重要载体,应充分根据学生这一最大变量,深入思考主题教育场景,只有这样才能做到更精准更走心地引领青年。在传统的演讲、征文、朗诵、唱爱国歌曲等活动形式上,如何结合医学生专业特点,开展更加突出的带入情境的体验式教育活动是团委需要不断深入思考的问题,因为良好的教育情境才能真正提升学生情感体验,实现青年对英雄主义的情感认同和价值认同。

(蔡颖雯)

下篇 医学生担当精神培育实践

二、以德育人　以武修身——正义教育融入武术教学训练实践

(一)案例综述

党的十九大明确提出:全面贯彻党的教育方针,落实立德树人根本任务,发展素质教育,推进教育公平,培养德智体美劳全面发展的社会主义建设者和接班人。为了进一步弘扬社会主义核心价值观,落实党的教育方针政策,推进课程思政建设,厦门医学院公共课教学部自开设武术课程以来,将武德教育融入教学与训练,特别是将正义教育贯穿始终。正义是社会制度的首要价值,通过武术教学训练及传统文化熏陶,培养学生一身正气,使他们拥有克服困难的勇气和活泼开朗、乐观向上的精神品质。

(二)案例解析

1. 案例思路与理念

大学生作为未来社会的中坚力量,他们的正义感将关系到整个民族和国家的凝聚力和秩序。古人云"文能兴国,武能安邦",见义勇为、除恶扬善、保家卫国、救危济困自古以来就是武术社会价值的重要体现。为进一步培养乐于奉献、敢于担当、追求正义的新时代医学生,我校开设武术课程,践行"以人为本"的教学理念,推进思政课程和课程思政有机结合,利用武术独特的文化传播功能以及蕴含丰富的人伦道德内涵对大学生进行责任感、自信心、正义感的培养。在强身健体的同时,弘扬中国传统文化,从而促进大学生的全面发展。

2. 案例实施

(1)课堂社团,学武培德

开设武术课程,成立武术社团,课堂内外有机结合。同学们在专业老师的指导下,学习武术技艺技能,并重点进行武德的培养。首先,抱拳礼的学习:"未曾习武先习礼,未曾习武先修德",一个看似简单的抱拳礼,其实倡导的文化内涵颇多,包括德艺双馨的武德情操,以和为贵的人际关系,崇文尚武的练功宗旨等等。规范学生礼仪、养成礼仪习惯,在潜移默化中进行武德的渗透。其次,技术的学习:武术运动是在严格的规则约束下进行的健康、文明的活动,通过课程内外技术动作不间断的学习,教育学生遵守规则、遵守纪律、辨别是非、尊重事实,能够在一定的情况下,表现自己的正义感,从而培养学生爱憎分明的人格精神。

(2)比赛表演,尚武修身

尚武精神是民族精神的重要组成部分。它是一种生死存亡的忧患意

识;也是一种细致扎实,不达目的不罢休的执着精神;更是一种拼搏中的顽强,一种侠气中的正义,一种做人的尊严,一种奋发的激情。学校通过各级各类武术比赛及校内外武术表演,培养学生的尚武精神。比赛是运动员技能、体能、心态等综合能力的较量,加上"冬练三九,夏练三伏"的运动特点使武术比赛成为武术教育的重要组成部分在比赛表演前,通过高强度、长时间的训练,培养学生的忧患意识和执着奋进的精神;在比赛表演中,培养学生勇敢拼搏、不畏强手的武术精神、追求正义、为校争光的大局意识;在比赛表演后,去掉功利心,塑造看淡成果、不喜不悲、总结感恩的阳光心态。

(3)社会服务,习武养性

"天下兴亡,匹夫有责",大学生习武应回报社会,服务社会。通过组织训练队或社团成员以自愿服务方式进入学校周边社区及小学进行技术动作的交流和教学,培养学生社会责任感和主人翁意识。通过服务过程中与不同人群的交流,促进学生动作技术规范化,营造乐于助人、弘扬正义的良好风气,从而提高学生的自信心和自豪感以及良好的社会适应能力。

3. 工作成效与经验

校武术队多次代表学校参加各级各类比赛,均获优异成绩。2011年、2014年、2018年参加福建省大学生运动会,其中2014年武术项目我校夺得7枚金牌。每年参加国家、省级高校锦标赛,在2019年全国高等院校健身气功锦标赛中,我校力压群雄获得两个集体项目第一名。校武术社团多次参加海峡论坛、厦门市中医药文化活动、校运会等大型活动开幕式表演,得到社会的认可和好评。校内每年举行传统体育项目比赛,给更多学生提供了展示自己的平台。优异的成绩,成功的经验,吸引了国家、省、市各级体育部门领导多次来校进行实地考察和交流。

(1)传授武术技艺,构建课程思政

武术是中华民族传统文化的载体,武术教育是弘扬和培育民族精神的实施途径。课程思政在教育理念、育人内容以及育人主体上与学校武术教育有着高度契合性。在学校开设武术课程,进行武术训练时,将"爱国、修身、正义、助人"的武德规范贯穿始终,不但能让学生学习民族传统技艺,还能提高其文化自信心、社会责任感、正义感,从而达到"立德树人"的目的。

(2)丰富学习生活,培育校风学风

大学生在校期间,除了学习专业知识技能外,还应有一些手段和措施来调节紧张的学习和塑造良好的人格。师生参与校内外武术比赛、表演,走出校园进行社会志愿服务的行为,一方面丰富了师生的校内外文化生活,另一方面通过武术的学习、武德的渗透,渐渐养成不畏艰难、勇敢拼搏、自强不息、匡扶正义的品质,树立正确的人生观、价值观,从而形成良好的校风学风。

(3)增强身心素质,提高职业能力

今天的医学生,明天的医务工作者。要提高医学生的职业胜任力,最重要的是培养他们的医学使命感。第一,健康是个人全面发展的基础。武术作为一项传统体育运动,具有强健体魄、涵养身心的作用。第二,过硬的医学技术是个人全面发展的阶梯。医学课程既严谨又枯燥,一部分学生在学习过程中会出现厌学、被动学的现象,通过尚武精神的培育及正义教育的强化,帮助医学生深刻理解"健康所系、性命相托、救死扶伤、为民服务"的医学精神,进而调动学生学医积极性和创造性。第三,良好的职业道德是个人全面发展的灵魂。医学是一门崇高而神圣的职业,"医乃仁术,无德不立",其最高原则就是"实行人道主义"。通过课堂内外武德教育的实施落地及武术独特的美育特征,培养学生欣赏美、发现美的能力,成长为有正义感、医德高尚的医务工作者。

(三)案例点评

正义感是医学生良好职业道德的一个重要体现。学校开设武术课程,并将武德中的正义教育较好地渗透到武术教学训练课内外实践中,不仅锻炼了学生身心素质,培养了良好的意志品质,丰富了校园文化生活,还能培养学生社会责任感、民族正义感,促使学生成为"对国家尽忠、对父母尽孝、对单位尽责、对病人尽心"的新时代医务工作者。

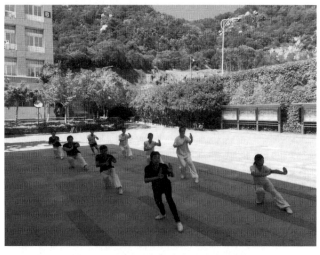

图49　厦门医学院武术队常规训练

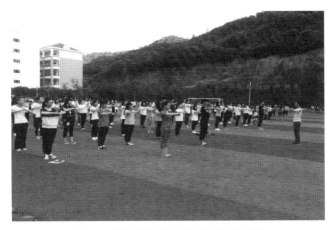

图 50　厦门医学院武术社团常规训练

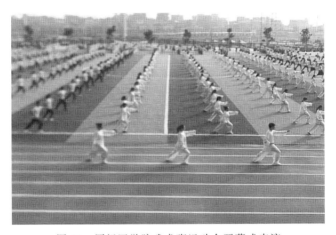

图 51　厦门医学院武术班运动会开幕式表演

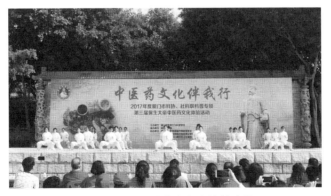

图 52　厦门医学院武术队校外表演

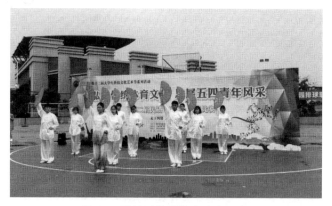

图 53　厦门医学院校内武术比赛

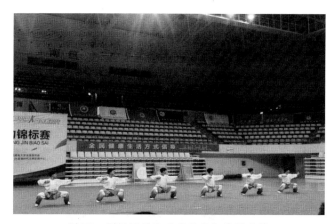

图 54　厦门医学院武术队参加校外比赛

（张　丽）

第二节　开展崇尚英雄弘扬爱国主义的校外文化活动

一、传承红色基因，砥砺担当作为

（一）案例综述

当代青年是同新时代共同前进的一代。新时代大学生拥有广阔的发展空间，也承载着民族复兴的伟大时代使命。在医学院校教育中传承发扬红色基因，有助于传承中华传统文化，培养学生坚定"四个自信"，激励学生在实现中华民族伟大复兴中追求社会公平正义，砥砺担当作为。医学生传承红色基因，应注重理论学习、爱国教育、专业实践和德医交融。

（二）案例解析

1. 案例思路与理念

红色基因是党在长期奋斗中锤炼的先进本质、思想路线、光荣传统和优良作风，是中国共产党取得民族独立、实现中华民族伟大复兴的密码，是中国共产党能够始终与时俱进的精神内核，其中包括坚定执着追理想、实事求是闯新路、艰苦奋斗攻难关、依靠群众求胜利等精神内涵。作为培育人民健康卫士的医学高等院校，传承红色基因，是立德树人，培养健康中国建设者的题中之义。医学生肩负着"健康所系，性命相托"的神圣使命，传承红色基因有以下深层内涵：

医学生传承红色基因目的在于遵循为人民服务的宗旨。为人民服务是医务工作的根本宗旨。医学生传承红色基因，就应从革命历史中吸取养分，形成全心全意服务人民的行动自觉，并在医疗实践中践行宗旨，升华自我。

医学生传承红色基因根本在培养爱国情怀。家国情怀是立身养德之本，更是医者的崇高境界。为国家、民族与大众的健康，无悔地践行着大医救国、心忧天下的誓言，这就是医者爱国情操的外在表现。

医学生传承红色基因核心在于践行救死扶伤的天职。红色基因是在革命斗争与社会建设实践中积淀形成的，这一基因在医疗领域的核心表现就是救死扶伤，激励和指导着一代代医务工作者坚持不懈地奋斗。

2. 案例设计、实施与成效

（1）学习新思想，追梦新时代

为加强学生思想政治教育，培养大学生马克思主义理论学习骨干，推动习近平总书记关于治国理政的重要论述在学生心中扎根、发芽、开花、结果，药学系习近平新时代中国特色社会主义思想读书社和药学系第一党支部马克思主义宣讲团以专题学习、师生讨论、汇报演讲等形式定期开展习近平新时代中国特色社会主义思想学习活动。在学习原著原文、拓展读书社广度深度、注重学用结合、加强组织领导四个方面下功夫，促进"第一课堂"与"第二课堂"有机整合，推进青年马克思主义者培养工程的建设，坚定青年大学生的马克思主义信仰。

（2）发扬英雄主义，弘扬爱国情怀

中华上下五千年的历史长河，涌现了一批又一批的英烈，他们是中国的脊梁，是中国勇往直前无坚不摧的强大力量。习近平总书记一直情系英烈，在多次工作会议中提倡学习先进，崇尚英烈，"一个有希望的民族不能没有英雄，一个有前途的国家不能没有先锋"。药学系第一党支部组织学生参观陈嘉庚纪念馆以及集美鳌园,深入学习陈嘉庚先生实业救国的感人事迹。嘉庚精神的内涵集中反映在爱国主义精神,陈嘉庚先生为民族的独立解放,祖国的统一富强,特别是为发展教育事业和振兴中华,做出了卓越的贡献。学生在清明节自发参加了中国文明网2019年"网上祭英烈"活动,向英雄烈士献花、发表寄语,表达了对革命先烈的崇敬之情。在网络文明祭扫活动中,同学们记住了习近平总书记"历史不能忘记,军人的英勇牺牲行为永远值得尊重和纪念"这句话的含义,学习了革命先烈浴血奋战、爱国奉献感人事迹,升华了爱国主义情怀。发扬光荣传统、传承红色基因,不忘初心、继续前进,是对英雄最好的纪念。

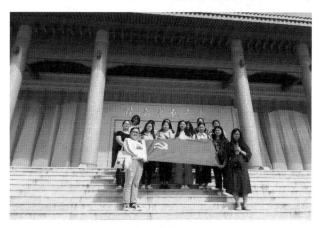

图 55　参观陈嘉庚纪念馆

(3) 铭记药师誓言,牢记庄严使命

为培养具有高尚道德情操和扎实专业素养的药学专业人才,药学系第一党支部充分发挥党员教师队伍的专业优势。党员教师通过开展主题党日活动,为学生介绍药学专业的课程设置和人才培养要求,帮助学生做好职业生涯规划,为每一届药学专业学生举行庄重的宣誓仪式,誓词为:"我是药师,我郑重宣誓:我将凭良知、尊严及专业素养献身药学事业。友爱同仁,尊崇感戴师长;尽心尽责,服务病患大众;倾我所能,保障用药安全;追求新知,提升执业能力;崇尚科学,不断开拓创新。我将以国家荣誉、病患健康为首要职责。全心全意,造福祖国人民;进德修行,坚守职业节操;廉洁自律,恪遵法律法规;诚实守信,弘扬传统美德;关爱病患,尊重个人隐私。我是药师,我庄严承诺:誓言所系,生命相托;自愿立誓,永不背弃!"通过充满正能量的宣誓仪式,让学生感受药师职业的神圣,体会肩负的责任与担当,增强学生的社会责任感和认同感。

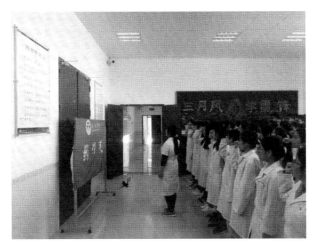

图 56 举行药师宣誓仪式

（4）安全合理用药，志愿服务社会

为了让学生在实践中增长知识才干，发挥专业特长服务社会，药学系第一党支部组织师生志愿者深入学校周边社区，为当地居民提供测量血压和用药安全讲解服务。志愿者们通过发放安全用药宣传册，讲解安全用药知识，引导群众科学、健康、合理用药。同学们认真解答社区居民有关安全用药的疑问，对居民不合理用药、轻信进口药和高价药、药品概念常见误区等进行解读。通过志愿服务活动进一步增强了社区居民的安全用药意识，同时学生在活动中也锻炼了药学专业实践能力，进一步培养了学生的社会责任感和职业素养。

（5）共建生态文明，共享绿色未来

为响应中央打好污染防治攻坚战的号召，共同建设文明和谐的生活环境，药学系第一党支部组织党员和药学专业学生积极开展垃圾分类和垃圾焚烧危害的宣传活动。志愿者们通过组织小朋友进行创意绘画的方式传达了环保的生活理念，手把手教小朋友画画，帮助他们描绘出他们所理解的垃圾分类。形象生动的作品让居民理解了垃圾分类的重要性，也将环保理念传播到了居民的心中。通过环保宣传活动，志愿者们和居民们一起努力提升环境洁净度，同时也增强了学生的社会责任感和历史使命感。

（三）案例点评

新时代传承红色基因，有助于医学院校培养德智体美劳全面发展的社会主义建设者和接班人，有助于传承中华传统文化，有助于培养学生"四个自信"，可以激励学生在实现中华民族伟大复兴中追求社会公平正义,砥砺担当作为。医学生传承红色基因,应注重在"学、育、导、升"中下功夫。

1. 注重理论学习,补足学生精神之钙

面对多元化的新时代价值和各种社会思潮的汹涌激荡,高等教育要让受教育者学会使用马克思主义唯物辩证法的批判精神进行客观、深入的分析。培养新时代大学生,要在教育实践中注重经典、关注现实,将社会主义核心价值观融入"三个课堂"之中,用习近平新时代中国特色社会主义思想武装头脑,坚定他们的理想信念,为学生补足"精神之钙"。

2. 注重爱国教育,培育学生家国情怀

"救死扶伤"乃医学生的天职,医学院校注重人文教育,让学生在浓郁的红色氛围中提升对国家和人民的感情,耳濡目染培养爱国情怀,自觉担负起实现中华民族伟大复兴中国梦的时代使命。把握时事政治热点,充分发挥课堂、校园文化活动和互联网的作用,进行爱国主义教育,树立民族自豪感,使红色基因融入医学生的血脉之中。

3. 注重专业实践,引导学生服务社会

医学生的全面发展除了提高其医学知识水平,还应关注学生的社会属性,即注重医学人文素质的培养和实践能力的提高。学校要根据学生的医学专业背景及学习阶段设置培养目标,使理想信念的确立与医学专业知识水平和实践技能的提高相互促进。学校要为学生补精神之钙、固思想之元、培从医之本,使其强身健体,打造"专精"的医学人才。教育学生练好真本领,鼓励学生深入基层服务社会,为急需医疗救助的民众提供帮助,在基层实践中锻炼才干、建功立业。

4. 注重德医交融,升华学生医德情操

来源于革命与社会建设实践的红色基因,具有丰富的教育内涵和深厚的教育底蕴,是我们开展德医交融的优良素材。在专业课堂、思政课堂、学生活动中融入红色基因教育,使执着追求理想信念、实事求是闯新路、艰苦奋斗攻难关、依靠群众求胜利的红色基因促进追求真理、探索新知、为病患谋健康谋福利的高尚医德情操的升华;促进学生医德医术的提高,同时促进红色精神的弘扬和传播。

（童玲玲）

二、实践培育天使心 大爱铸就血性魂

（一）案例综述

习近平总书记在 2018 年 5 月 2 日北京大学师生座谈会上,对广大青年提出了"爱国、励志、求真、力行"的希望,这也是高校培养新时代社会主

义建设者和接班人的重要方向。厦门医学院历来将社会主义核心价值观贯穿学生教育教学的全过程,并形成"对国家尽忠、对父母尽孝、对单位尽责、对病人尽心"的"四尽"人才培养目标。多年来,护理学系一直重视护理学生的人文素养培养,在学校的指导下,立足护理专业特色,组建了护理学系志愿服务队、暑期"三下乡"社会实践服务队,不断丰富学生培养方式,不断扩大实践活动范围。目前实践服务范围包括了街道社区、医疗一线基层单位、红色革命老区、爱国主义教育基地、扶贫重点地区等,通过志愿服务、社会调查、健康宣教、急救培训、义诊、资助政策宣传等多种实践形式,推进实践育人工作,力求培养推进社会建设与发展的"四尽"白衣天使,培育拥有深刻爱国情怀、立志高远、乐于奉献、责任心强的天使心。

(二)案例解析

厦门医学院护理学系坚持从实际出发,立足专业,以志愿服务为特色,将思想政治教育、专业教育贯穿学生志愿服务和社会实践始终。通过建立青年志愿者服务基地、社区共建的常态化志愿者服务活动及大学生"三下乡"暑期社会实践活动强化实践育人效果,不断扩大教育成效,以"1234"为设计思路,不断推进工作有序进行。项目开展情况具体如下。

1. 案例思路与理念

坚持一个中心。围绕立德树人中心环节开展实践活动。厦门医学院护理学系坚持将社会主义核心价值观贯穿学生实践活动始终,把握活动教育环节,科学运用教育方法,指导学生深入一线单位,实地学习,切身体会,引导学生树立正确的价值观,帮助学生扣好人生第一粒扣子。

推进两种实践渠道。两种渠道将常规志愿服务活动与大学生"三下乡"暑期社会实践活动相结合。一是搭建志愿服务平台,推进志愿服务常态化。厦门医学院护理学系在多个单位建立青年志愿者服务基地,深入护理一线基层单位、街道社区,推进志愿服务工作。已建立集美灌口镇安仁社区、厦门泰和康复医院、厦门老来俏养老服务有限公司、集美区集美街道社区卫生服务中心、集美爱欣养老院等多个志愿服务基地。二是充分利用暑期社会实践的机会,开展社会调查、实地参观、健康宣教等活动。厦门医学院护理学系充分利用暑期社会实践机会,由党员教师带领学生走进基层,深入基层,了解国情民意,强化学生思想政治教育。

把握三个要求。实践育人活动通过把握"围绕学生、关照学生、服务学生"三个要求,深入了解大学生成长特点,遵循学生成长规律。实践活动与学生成长特点相结合,针对不同阶段学生开展不同实践活动,实现不同教育目标。

坚持四个教育目标。一是坚持将爱国主义教育作为实践教育的重要主题,通过形式多样的实践方式切身感受爱国情怀。二是立足理想信念,引导学生立鸿鹄志,做奋斗者。三是从专业出发,开展护理志愿服务,提升专业技能,实现求真问学练本领。四是推动实践活动,鼓励学生积极参与,做知行合一的实干家。

2. 案例设计与实施

(1)实地调研知国情,实践锻造爱国志

厦门医学院护理学系学生利用大学生暑期社会实践的机会走进安徽省休宁县白际乡及福建省宁德市寿宁县下党乡。在休宁县白际乡这个安徽省最后一个通公路的地方,由白际乡一线扶贫工作人员带领实践队师生走进当地贫困家庭,通过工作人员介绍及现场访谈了解当地最新扶贫政策,让学生深入感受一线扶贫工作现状及政策,体会国家打赢脱贫攻坚战的决心和毅力,感受实现中国梦的美好憧憬。在寿宁县下党乡,学生重走习近平总书记的路,深入学习习近平总书记重要讲话精神,推进习近平新时代中国特色社会主义思想入脑入心入行,深刻领略总书记爱国及为国为民的伟大情怀。

(2)深入行业展未来,奋斗勇立鸿鹄志

护理学系立足厦门,深入挖掘行业资源,建立了集美爱欣养老院、厦门泰和康复医院、厦门老来俏养老服务有限公司、集美区集美街道社区卫生服务中心等与护理专业对口的实践基地,每周定期组织学生到实践基地开展志愿活动。现场由专业工作人员开展指导工作,引导学生深入了解行业基层发展情况,切身体会一线工作的艰辛,强化学生培养奋斗精神,引导学生树立科学的职业志向。

(3)护理技能志愿行,求真问学练本领

志愿服务立足专业特色,开展护理技能志愿服务和职业教育。一是开展应急救护培训,不断增强学生急救本领。针对当前广大群众普遍缺乏急救知识、对急救方式认识不到位等问题,服务队走进社区、乡村开展应急救护宣教活动,现场演示心肺复苏、止血、三角巾包扎等急救技能,宣传"人人学急救,急救为人人"的应急救护理念,提高广大群众自救互救能力。急救培训过程中,服务队采用互动方式,围绕突发事件,并结合日常生活,分别就急救的重要性、基础知识、常见紧急情况的预防和处置方法进行讲解和示范,尤其对如何在事故发生的第一时间采取正确、有效的应急措施,最大限度地在医生和救护人员到来之前协助挽救生命做出介绍。同时,志愿者们还与社区居民、养老院工作人员一对一互动,对心肺复苏、止血、包扎等急救技能进行模拟操作和示范演练。志愿者们通过自身所学知识,将理论付诸实践,真正做到"学以致用"。二是普及养老知识,提升养老护理技能。服务队走进养老院和社区老年活动中心,在党员教师的带领下,定期开展养老小课堂活动,对常见的老年疾病如糖尿病、高血压、肺部感染、低血糖的相关知识进行普及。每次授课由一名专业教师负责,五名学生共同参与。授课教师从病因、临床表现、诊断方式、预防方法等多个角度展开,语言尽量通俗易懂,贴近生活。同时,教师们还从日常饮食、生活习惯等方面有针对性地向老人们提供建议和帮助。三是丰富实践形式,培养护理职业素养。服务队的学生们通过教授简单易学的五行健康操,增强课堂活动的趣味性与互动性。养老院与社区的老人、护理员共同参与,在强身健体的同时,也让志愿服务的现场气氛其乐融融,温馨活跃。服务队的养老课堂,不仅传递了医学知识,更传达了对弱势群体的关怀与帮助。四是驻地合作开展医疗志愿服务。厦门医学院护理学系与灌口派出所合作,开展男性家系血样采集工作。

(4) 深入基层施服务,知行合一促行动

护理学系注重引导学生深入基层,通过基层志愿者服务,让学生充分发挥所长,将所学知识运用到行动上,做到知行合一。一是深入社区街道开展敬老助老、关爱儿童、健康宣教等志愿服务。护理学系服务队学生每周定期走进社区,深入老年和儿童群体中,通过陪老人们聊天、下棋,给行动不便的老人喂饭及开展针对儿童的趣味活动,让老人感受家的温暖,给社区孩子带去欢乐。二是充分利用寒暑假时间,走进乡村开展资助政策宣传。护理学系在每年寒暑假来临前组织受资助学生走进乡村,开展资助政策入户宣传,提高资助政策知晓度,将党和政府的关爱送到家庭经济困难的学生心上,使他们消除上不起学的顾虑,安心入学、健康成长;将学生资助政策及时准确地送到家庭经济困难的学生手中,帮助和指导他们申请获得相应资助,真正解决实际困难。

3. 工作实效与经验

厦门医学院护理学系重视志愿者服务活动,不断丰富实践形式,不断扩大影响范围,实践育人效果显著。

(1) 学生参与度高,实践教育覆盖范围广

厦门医学院护理学系志愿服务队累计3000多名师生志愿者接力开展敬老助老、社区义诊、应急救护培训、无偿献血、健康宣教,协助当地派出所开展男性家系血样采集、困难家庭送温暖等志愿服务活动,累计服务总时长十余万小时,人均志愿服务时长超过50小时。资助政策宣传累计走访近100户困难户,将资助政策送到需要的人手中,提升了资助政策知晓度。

(2) 创新思政教育方式,教育效果显著

厦门医学院护理学系暑期"三下乡"社会实践坚持走进偏远贫困地

区、爱国主义教育基地、红色革命老区。实践活动环境艰苦,强化了学生吃苦奋斗的意识。进行社会调研及爱国教育、走访一线扶贫工作人员,深入感受国家政策,使思政理论课上的知识在现实中得以体现,有效提升了学生的思想觉悟。实践活动多次获得相关部门肯定,服务队先后被评为"2013 年福建省大中专学生志愿者暑期'三下乡'社会实践活动优秀团队";"2015 年福建省大中专学生志愿者暑期'三下乡'社会实践活动优秀团队";"2017 年福建省大中专学生志愿者暑期'三下乡'社会实践活动优秀团队";"2018 年福建省大中专学生志愿者暑期'三下乡'社会实践活动优秀团队"。护理学系志愿者队骨干成员多次获得厦门市优秀志愿者、校"十佳志愿者"荣誉称号。

（3）立足专业,巩固专业知识,提升专业认同感

厦门医学院护理学系志愿者服务活动从专业出发,让学生将学习从课堂搬到社会,在实践中运用所学,不断增强职业素质,感受护理职业的重要性,提升护理职业的专业认同感和归属感,强化学生护理职业素质培养。在男性家系血样采集工作中,4 天共完成 5279 位居民的血样采集工作。服务队队员在护理学系专业教师的指导下,其良好的职业形象、娴熟的技术得到了相关部门的高度肯定。养老护理系学生参加社会实践实现100％覆盖。在志愿服务的实践活动中,学生专业技能得到有效提高,近 4 年来,护理学系多名学生参加省级、国家级职业技能竞赛,1 名学生获国家级职业技能竞赛一等奖,8 名学生获省级职业技能竞赛二等奖以上奖项。

（三）案例点评

1. 案例典型特征

（1）严选指导教师,提升实践教育效果

厦门医学院护理学系坚持选拔思想觉悟高、教育教学技能强的党员教师作为志愿服务队指导教师。由系党总支把关,系党总支书记谈话指导,将新思想、新理论贯彻到学生实践中,发挥教师教书育人的功能,在实践中及时引导学生思考和学习体会,提升实践教育的有效性。

（2）围绕学生所需,遵循学生成长规律设计实践活动

护理学系志愿服务队针对不同学生的不同成长阶段,开展不同的实践活动。针对大一新生未接触护理专业知识的情况,安排养老助老、关爱儿童、资助政策宣传、社会调研等实践活动,增强学生的爱心和同情心职业素养;针对已经初步学习过护理专业知识的大二学生,安排急救技能培训、健康宣教等,将课堂知识搬到生活中,巩固专业知识,打牢理论基础;针对已基本学完专业知识即将实习的大三学生,安排义诊、专业机构志愿服务,提升专业技能。

（3）立足专业，围绕立德树人中心环节

护理学系志愿服务坚持从专业出发，围绕立德树人的根本任务，将社会主义核心价值观贯穿实践教育全过程。引导学生在实践中学会感同身受，换位思考，设身处地为患者着想，激发学生为患者服务的热情，学生的职业情感得到升华，从而使其更加理解和热爱护理岗位，培养敬业奉献精神。

（4）覆盖范围广，实践活动效果显著

护理学系志愿服务坚持与学校"128·3"工程接轨，鼓励学生积极参与志愿者服务活动，在校期间完成100个小时志愿服务、20天社会实践，实践育人实现100％覆盖。养老护理课程设计与养老院合作，由党员教师指导，全体学生参与，将养老护理知识运用到实践活动中，引导学生强化敬老爱老意识。

2. 案例推广价值

（1）为推广课程思政改革、推进三全育人提供参考价值

一是实践活动设计突出思政教育意义，将思想政治教育贯穿学生教育全过程，在丰富课程思政性的同时，在实践中推动思政教育，补齐课堂教学短板，强化思政教育的有效性。实践活动可操作性强，学生学习效果好。二是围绕护理专业开展志愿服务活动，将志愿服务与专业相结合，完善学生人格品质培养，提升学生医学人文素养。

（2）有助于开展专业教育，提升学生专业认同感和归属感

实践教育活动从学生出发，坚持"围绕学生、关照学生、服务学生"三个要求，科学分析学生的成长阶段，为学生量身定做实践活动，将课堂知识搬到社会实践中，能有效巩固学生的专业知识，提升学生的专业技能，让学生在实践中学有所得，做有所感，有效增强实践育人效果。

3. 思考与建议

（1）完善培训机制，提升志愿服务品质

志愿服务活动对志愿者综合素质要求较高，需要专业培训，才能有效提升志愿服务的质量。高校学生缺乏实践经验，沟通交流、组织协调等综合能力，因此志愿服务离不开培训工作。培训既需要培训机构，也需要有科学合理的培训内容设计。系部在今后的志愿者活动中需要不断完善培训机制，以保障志愿服务活动质量。

（2）强化队伍保障，形成实践育人合力

一是强化领导责任意识。在实践育人活动中，护理学系由系党总支统筹管理，党总支书记，对志愿服务把方向、管大局、保落实，推进实践育人活动顺利开展。二是整合资源，形成育人合作体系。实践育人活动涉及人员广泛，需要将课程专业教师、思政专业教师、辅导员、学生干部及其

他相关人员进行组合,形成实践育人合力。三是完善学生激励机制。实践育人的主体是学生,在实践育人中应建立适当的激励机制,鼓励学生积极参与。

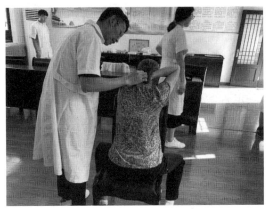

图 57　暑期"三下乡"志愿者服务

（吴雅燕）

第三节　搭建医学生朋辈教育平台，发现身边的英雄

一、案例综述

发挥大学生"自我教育、自我管理、自我服务"是大学生思想政治教育工作的重要内容之一,是创新教育理念、完善人才培养的重要途径,是实施民主办学,增强学生自主、自立、自强的重要渠道,更是提高学生综合素质、促进学生全面发展的重要舞台。厦门医学院口腔医学系探索从学生中发掘朋辈教育的典型,利用"朋辈示范"效应,充分发挥学生骨干的作用,开展思想政治教育工作。

"朋辈教育"的概念起源于国外,朋辈群体即同龄群体,也叫同辈群体,是指由年龄、兴趣、态度、价值观、社会地位等方面极为接近的人所组成的一种非正式的初级群体。朋辈之间有着相同或相近的价值观、生活方式和人生经历,自然性鸿沟小,防御性低,互动性高。他们通过在一起分享信息、观念和行为技能,以实现教育目标。探索学生"朋辈教育"是指要改变以往的教育方式,使教育方式变被动为主动,让普通学生通过优秀"朋辈"的言传身教得到教育,优秀学生也在示范教育过程中得到素质提升。

二、案例解析

(一)案例思路与理念

随着高校的扩招,辅导员普遍面临所带学生人数较多、任务重的现实问题。学生的思想意识也存在多样化,以自我为中心的意识较重,再加之对师生关系的惯性认识,易对辅导员的施教产生逆反心理。而朋辈教育用身边事教育身边人,身边的典型更具说服力和感染力,更能引起学生的共鸣和反思,在一定程度上弥补了辅导员思想政治工作的不足,成为辅导员工作的强有力助手,强化了教育的效果。

将朋辈教育运用到高校学生的教育管理工作中,能够充分体现学生自我管理的本质,它使教育对象能主动、自觉地适应社会发展的需要,积极地克服自己落后于社会的行为与思想意识,在社会与集体中有效地进行自我完善、自我提高。通过学生"自我教育、自我管理、自我服务"的朋辈教育,使学生认识到自我管理的重要性,鼓励学生积极参与到自我管理当中来。在朋辈教育中,学生的个性发展不受抑制,有充分的机会认识和把握自我、创造自我、完善自我。借助朋辈教育这种形式,学生中的优秀分子由教育客体变成教育主体,容易使其他学生产生亲近感,有助于其他学生更快更好地接受和消化教育内容,并自觉地转化为内在的思想行为规范,其榜样的作用也会激励其他同学。朋辈教育有利于促进全方位、多层次、立体式大学生思想政治教育网络的形成,对于当前加强和改进大学生思想教育,具有十分重要的现实意义和实践价值。

(二)案例设计与实施

厦门医学院口腔医学系从 2014 年开始探索大学生朋辈教育,通过选拔朋辈教育队伍、搭建朋辈教育平台、完善朋辈教育机制等方法有效地构筑了朋辈教育体系,并在实践中逐渐巩固和完善,有力地促进大学生思想政治工作卓有成效地开展。

1. 选拔朋辈教育队伍

朋辈教育的主体是学生,开展朋辈教育必须依托和依赖于一定数量的优秀学生和优秀校友。优秀朋辈教育队伍关系到朋辈教育的效果。在队伍人员组成上,我们注重选拔学习成绩较好、思想政治素质较高、具有较高的政治敏锐性和是非鉴别力、在学生中具有一定的威信,乐于从事思想政治教育的优秀学生和校友组建朋辈教育队伍,为朋辈思想政治教育的有效实施奠定较为坚实的基础,提供比较充足的人才和智力支持。在朋辈教育队伍类型上,我们根据学生的需求,分类别组建了思想政治朋辈教育队伍、专业技能朋辈教育队伍、社会活动朋辈教育队伍等优秀的朋辈教育队伍,有效地提高了工作的成效。

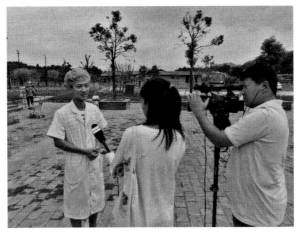

图 58　媒体报道学生党员先锋服务社会情况

2. 搭建朋辈教育平台

在探索工作中,以班级为中心,以宿舍为基础,以网络为载体,坚持朋辈教育点面结合,先后搭建了网络、班级、宿舍等多个平台,努力拓展空间、扩展领域、搭建平台,扩大朋辈思想教育的覆盖面。通过举办"优秀大学生事迹报告会""海西励志先锋事迹报告""实习归来话成长""实践归来话成长"等多种有利于激发大学生积极上进、有益于大学生身心健康成长、广大同学普遍欢迎和接受的先进集体和先进个人报告会,丰富了朋辈教育的载体、完善了教育途径,发挥先进典型的示范和引导作用,形成群发优势和辐射效应,长期积累、不间断刺激,促进大学生自立自强、奋发进取。

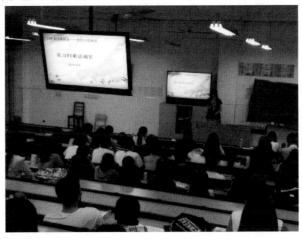

图 59　邀请正在毕业实习的学姐为在校同学分享实习经验

3. 完善朋辈教育机制

构建完善的朋辈教育机制是将朋辈教育运用到大学生思想政治教育中至关重要的环节,除了需要朋辈教育队伍、平台以外还必须要有一套完善的机制。朋辈选拔办法、工作职责、考核办法、激励机制等,这些都是完善朋辈教育体系的内容。完善的朋辈教育体系有利于促进学生的健康成长,构建全员育人、全程育人的良好局面;可以使学生管理工作向制度化、科学化、人性化、自主化发展,推进高校思想政治教育工作不断进步。在实践中通过开展有针对性、个性化、亲情化的思想政治引导,既提升了被教育者的思想政治水平,对于朋辈教育者自身来说也是一个自我提升的过程。

(三)工作实效与经验

四年来,朋辈教育充分发挥学生先进典型的作用,在教育服务中涌现出了"海西励志先锋人物"、全国口腔技能竞赛一等奖获得者、国家奖学金获得者、"全能学霸宿舍"等先进个人和集体,对进一步营造"三自"浓厚氛围、更好地促进学生成长成才发挥了积极的作用。

1. 海西励志先锋:苦难是人生的财富,激励同学成长

2012级口腔医学专业学生孙天赏,出生在一个贫穷的农村家庭,2009年的除夕本来是一个吉祥如意的日子,对于他的家庭来说却是一个沉痛的日子,父亲因为突发脑出血住进了医院。一个月以后父亲出院,成了植物人,从此他就再也没有听到过父亲的声音,没有感受过父亲对他的关心。2010年10月,他高三时,父亲去世了,他几乎崩溃,但这一切都已经是事实,他所能做的只能是接受。家里因父亲生病已经债台高筑,而他是全家人唯一的希望,再多的苦难无论如何他都要一个人扛下来。2011年9月,通过努力学习他进入了厦门医学高等专科学校(厦门医学院前身)。在同学和老师的关心下,他渐渐地去改变自己的心态,展示自己的才能。2012年大二上学期,苦难再次降临,他被查出患有肺结核,医生建议休学治疗,这让他已经摇摇欲坠的家庭再次遭到了重创。然而这次,他感受到了学校、同学们带给他的温暖,同学们时常去医院看他,学校在得知他的病情后第一时间将临时大病救助5000元款项送到他的手上,并为他减免学费,让他安心治病。在生病休学期间,他坚持自学,2013年9月他病愈重返学校,重新筑造他的梦想! 在校期间,他曾获"校级优秀团员""校级三好学生"等荣誉称号,获得校级一等奖学金、2次国家励志奖学金、3次二等奖学金、校口腔技能大赛二等奖等奖项,另获"计算机一级"证书、"英语A级"证书。"苦难是人生的财富"是孙天赏同学励志成才的人生格言。在困难和挫折面前孙天赏同学自立自强、勤奋学习、乐于奉献,给全

系学子树立了良好的榜样。

2. 学霸宿舍：一样的优秀，不一样的精彩

一名特等奖学金获得者、两名二等奖学金获得者、两名三等奖学金获得者全都来自三号楼 1106 宿舍的五名女生，她们在大一学期末全部获得了奖学金，该宿舍成了名副其实的"奖学金宿舍"。在外人眼里，这些女生是优秀的，但是，虽然她们有着同样的优秀，却有着不一样的精彩：

学习狂人＋运动达人：王培霜是班级的副班长、系团总支自律会副会长、辅导员助理，身兼多职，不可谓不忙碌，却将工作与学习平衡得很好。作为宿舍的"学霸担当"，她在学习上一直很努力，潜移默化地带动着周围的学习氛围。同时，她还是公认的"运动达人"——1500 米满分纪录、校运动会 1500 米第二名、校排球比赛团体第一名，都说明了她的体育实力。

英语学霸的自我修养：对于肖影子来说，她在英语方面成绩斐然：大一年以 605 分通过了四级考试；大二年获全国大学生英语竞赛一等奖；大一、大二连续两年斩获校英语演讲竞赛一等奖、英语征文比赛一等奖。谈及英语学习经验，她认为：词汇是一切的基础，对于单词的背诵，不能只靠死记硬背，还需要多加思考，举一反三。她觉得自己是一个对未来很有规划的人，对于接下来的大学生活，她觉得自己应该静下心来，以学业为主，不断提高自己的专业能力。

"勇气是人生最好的注脚"：作为宿舍里最为活跃的一分子，卢薛冠以反应灵敏、知识渊博著称。课堂上，她总能迅速地回答出老师的问题，获得老师的赞赏；宿舍里，她常有幽默之语，让宿舍充满欢乐的气氛。同时，校园里的各种比赛都有她活跃的身影，也取得了不少佳绩。对于她来说，大学生应当抓住想要的东西，勇于尝试，不怕失败。

"考研在我的规划表中"：刘芯媛是宿舍里最心灵手巧的，她曾在口腔专业技能比赛中获得夹弹珠三等奖、中切牙石膏雕刻二等奖，还写得一手好字。谈及未来的规划，她说自己想要考研，因为现在社会对医生的学历要求越来越高，竞争越来越激烈了。

"外面的世界很精彩"：林家欣是个多才多艺的女孩，朗诵比赛、书法比赛、征文比赛……她都有所涉猎，且收获颇丰。当然，对于学习她也丝毫不放松：每天晚上都雷打不动地在教室学习到将近十一点。谈及应如何安排自己的大学生活，她认为，外面的世界很精彩，大学生活不应只局限于校园一隅埋头学习，还应多出去走走看看，拓宽眼界。

正因为朋辈之间没有代沟，所以同学们交流更顺畅，学习更努力。1106 舍长林家欣说："我们宿舍同学之间互为榜样，互相学习，取长补短，不断提高自己的综合素质"。

(四)案例点评

厦门医学院口腔医学系朋辈教育将按照习近平总书记在全国高校思想政治工作会议上的重要讲话,贯彻省市学校关于大学生思想政治教育的要求,探索思想政治教育新模式,形成全员育人、全方位育人、全过程育人的格局。具体措施和计划如下:

1. 系统策划,整体开发,分步实施

朋辈教育要从大学生成长、成才的实际出发,厦门医学院将继续认真调研、系统策划,以育人为宗旨、以学生的需求为导向,针对不同时期、不同阶段的学生特点,立足学生工作全局和学生整体发展,积极开发优秀朋辈教育资源,并在教育实践中逐步实施,不断丰富完善。

2. 不断创新工作方式方法

朋辈教育是发挥大学生主动性、积极性的教育模式,只有通过学生之间的互相交流、互相渗透、互促发展才能达到教育的目的。因此,在形式和方法上将突破事迹报告会、成长交流会等传统的方式。在当代社会条件下,充分借助现代传媒技术,运用微信、QQ、微博等途径,加强朋辈之间的沟通与交流,通过多种途径构筑良好的朋辈关系,促进朋辈教育的发展。只有创新工作途径才能使广大学生广泛参与,才能保证朋辈教育的成效。

3. 培育朋辈教育骨干

在组建朋辈教育队伍的基础上,通过培训、研讨、实地考察等多种方式,加强对党和国家方针政策、思想政治教育理论、教育学、心理学、人际关系学及经济、法律等相关专业知识的学习,提高朋辈教育队伍的整体理论素养和知识水平。同时,在实践中培育骨干和锻炼队伍,充实内容、完善机制,结合新形势和学生的实际,确定相应的专题,给优秀学生压担子,提供实施朋辈教育的机会,让他们在教育活动中增长才干、提升能力,成为朋辈教育的骨干和主力。

4. 构筑朋辈教育基地

主动适应新形势、新情况,选择有利于优秀朋辈教育群体发挥作用的场所,建立相应的基地。比如,抓住网络技术发展给思想政治教育工作带来的机遇,建立思想政治教育微信平台,并以此为基地,以优秀大学生为主体,建立各种各样的网络思想政治教育特色栏目,包括爱国主义教育、科学素质教育、人文素质教育、艺术素质教育、诚信教育、环境教育、自立自强教育、为人处世教育,以及爱情、友情、亲情观教育和警示教育等栏目,突出某一方面主题,活跃形式、丰富内容、扬长避短、强化特色。鼓励和支持各特色栏目展开竞争，吸引更多的学生参与，在网络交流互动中加强引导，有计划、有目的地实施教育，积极构筑网络朋辈思想教育主阵地。

（洪智鑫）

第四节　充分运用全媒体宣传来讲好英雄故事，引导学生向"硬核青年"转变

一、案例综述

在高校大学生的思想政治教育工作中，弘扬社会正义，培养大学生的正义感也是思想政治教育工作的重中之重。大学生作为未来社会的中坚力量，他们对社会制度的价值判断、维护个人和他人的生命与利益及制止不正义行为的道德勇气等将直接关系到整个社会的风尚，整个民族的凝聚力和整个国家的秩序。在社会利益主体日趋多样化，社会环境日渐复杂化，价值取向日益多元化的影响下，部分学生的社会正义感缺失现象愈发明显，在实际行动中，体现为对国家大事、社会现象不太关心，只顾个人利益。若任由此风气发展，无疑是民族和国家的悲哀。

我系在开展各类活动时注重培养学生的正义感，如 2019 年系列活动中的"让英雄声音在校园回荡"——爱国影视配音大赛，在影视作品的引领下，重温那段红色革命岁月，让学生明白，在战争年代流血牺牲的是英雄，危难时刻挺身而出的是英雄，平常日子里无私奉献的也是英雄，同时让学生知道，只要在被需要的那一刻能站出来为英雄发声，你就是英雄！通过这样类似的活动，引导学生用自己青春的声音向革命英雄致敬。

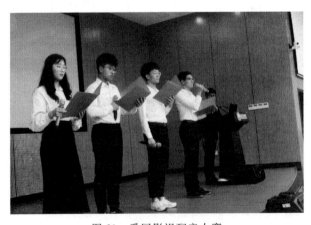

图 60　爱国影视配音大赛

在对学生做思政教育的过程中，注入正义的灵魂，使得教育更具说服力。如我系 2016 级卫信专业学生黄某，因为不能正确处理好本人的感情，导致在实习分配上与专业老师发生激烈冲突，在后续的实习中多次旷班，在与专业老师沟通的过程中扬言要"炸学校"。预感到事情的严重性，本人立刻赶赴该同学的实习单位，现场安抚学生情绪，并且从社会正义、责任担当的角度教育学生，让学生努力向"硬核青年"发展，加上后续多次到实习点了解该学生实习情况，学生状况稳定，没有出现过激行为，实习再无旷班现象。

二、案例解析

(一)案例思路与理念

当代大学生在受到良好的高等教育的同时，也必须肩负起更多的社会责任。大学生不仅需要用所学的知识回报社会，而且承担着改造社会的责任。因为公民的社会责任心是公民道德建设的一个重要基点，当代大学生在面对不良社会现象或违法犯罪行为时，应弘扬社会正义，这样社会就会变得越来越美好。高校辅导员与大学生接触最多，在学习上、生活上、思想上和各类班团活动中都给予了学生指导和帮助，在培养大学生社会正义感上也具有举足轻重的作用，因此，辅导员在日常工作中应该积极采取措施，直接地或者间接地，有意识地或者无意识地培养当代大学生的社会正义感，使其向"硬核青年"转变，成为真正合格的当代大学生。

(二)案例设计与实施

党的十八大以来，习近平总书记在多次大会和座谈会上都提到了把立德树人作为教育的中心环节，在学校思想政治理论课教师座谈会上，总书记说"我们办中国特色社会主义教育，就是要理直气壮开好思政课"，而作为辅导员，就是要理直气壮地做好学生思想上的领路人。做好思政教育，不仅限于传统课堂，也包括辅导员引领的第二课堂、线上线下课堂等。对于我们辅导员而言，首先要开展好主题班会。学校要求主题班会紧贴社会主义核心价值观的概念，辅导员认真开好主题班会，就是在给学生树立社会主义核心价值观。其次是辅导员开展活动要有目的性，如今年我们系开展的"新青年追梦新时代"主题文化系列活动，就加入了"崇尚英雄，关爱英雄"的元素，活动目的是让学生学会关爱英雄，为英雄发声，通过一系列的准备，学生热情高涨。这样的活动也能够在潜移默化中为学生树立民族精神之根，铸就爱国主义之魂。最后，辅导员要有担当意识、责任意识、奉献意识。教育过程中要棱角分明、有情有义、公平公正，靠自身经历学识去影响学生，以崇高使命感召学生，以人格魅力感染学生，真

正地帮助学生"扣好人生第一粒扣子"。

(三)工作实效与经验

1. 根据近年来开展的各类活动，在活动中建立大学生社会参与机制，通过丰富多彩的活动来增强大学生的正义感

对于大学生正义感的培育，社会实践发挥着关键作用。只有将知识与实践相结合，才能达到知行统一；只有在实践中亲身体验，才能逐步提高自己对正义感的认知，才能外化出正义行为。实践活动能增强大学生的实际生活体验，使大学生更为深刻地理解与全面地认识正义感的内涵。世界上许多国家和地区都非常重视在青年学生中开展道德实践教育。我们也要引导大学生走出校园，深入社会，实现其从理论到实践的关键性转变。通过开展青年志愿者活动、爱心募捐活动、社会调查活动等，如每年暑期"三下乡"社会实践，引导学生走进农村，走进社区，走进社会，直接与群众接触。这些社会实践一方面可以使学生及早认识自己在社会中的角色和责任，另一方面可以使学生了解普通群众的实际生活，激起大学生的爱心、同情心、责任感和正义感。

2. 在思想政治理论课教学中培养大学生正义感

思想政治理论课是大学德育的主渠道、主阵地，也应是公民教育的主渠道。随着时代的发展，教育对象呈现出新特点，思想政治理论课教学也应作出相应的调整，突出时代性、针对性、现实性、实践性等特点。如在内容方面应增加人道主义教育的内容，教育学生要理解、关爱、同情他人，培养学生公正、勇敢、坚强、见义勇为等品格。

3. 每一位教师应当学为人师，行为世范

培养具有正义感的"硬核青年"，不能仅靠思政老师、辅导员，更要靠广大的专业课、公共课教师，做到全员育人，全方位育人，注重课堂思政。广大教师要以良好的思想道德、人格品质、强烈的社会责任感和正义感来感染和教育学生。

4. 通过丰富多彩的校园文化活动激发大学生的正义感

大学校园是大学生学习和生活的主要场所，高校应通过形式多样、寓教于乐的校园活动，将大学生正义感的培育渗透到校园文化的各个环节。让他们的正义感在崇尚英雄、为英雄发声、公益劳动、帮助身边困难同学、同校园不正之风作斗争等过程中得到激发。此外，在学生日常生活中通过微信公众号、微博、校园广播、校园宣传栏等传播途径，宣传社会上见义勇为的人物、事迹，宣传发生在同学身边助人为乐的事迹，对社会上的非正义事件进行抨击等，大学生会在潜移默化中受到影响。

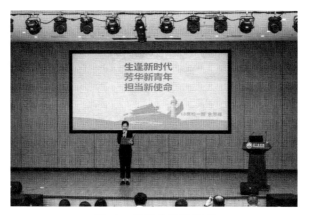

图 61　崇尚英雄情景剧

三、案例点评

(一)案例典型特征

学校要成为培养正义感的主阵地。相比于其他群体,大学生的最大优势是能够接受三至五年的系统教育,这意味着教育部门只要有可行的方案,就能够对他们正义感的养成产生影响。有学者指出:"学校是培育公民正义感的'重镇',理应承担起相应的责任。"为此,高校可以从以下两个方面入手:一是在课程设置上,可以在"思想道德修养与法律基础"等课程中专门开设正义感专题,向大学生讲授和灌输正义感的内涵和外延,以及正义感对个人、社会和国家的意义,如何践行正义原则等理论问题,辅导员在开展主题班会时也要将"公平正义"作为最主要的一讲。二是高校必须在实践层面营造公平正义的校园氛围,在评奖评优、入党、奖助学金发放等学生关心的问题上恪守正义原则,压缩人为操作的空间,以相应的制度和实施细则为准绳;任课教师在学生成绩的评定上要体现出公平性,避免出现按时出勤、上课专注和备考认真的学生成绩低于经常翘课、上课走神和备考懈怠的学生的问题,否则会打击前者的正义行为,而助长后者的非正义行为。高校必须站在担当社会责任的高度,重视大学生正义感培育的问题;否则,不但会影响高校德才兼备的人才培养目标的实现,而且整个社会公民正义感提升的实现也可能会变得遥遥无期。

(二)案例推广价值

当代大学生正义感缺失,重视个人理想,缺乏社会理想和主人翁精神。大学生关心自己的前途、自身发展状况和现实的利益,对自己作为大学生应肩负的历史使命和社会责任缺乏正确的认识。

目前社会舆论惩恶扬善主旋律不分明和社会赏罚不清是大学生正义感缺失的重要原因。惩恶扬善的社会舆论倡导主文化的道德规范，为社会成员提供正确的行为模式，具有深远的价值导向意义。然而当前，舆论惩恶扬善的主旋律不够分明，该弘扬倡导的得不到应有的弘扬倡导，该唾弃的得不到应有的唾弃，导致大学生在思想和行动上缺少统一明确的道德指导。社会赏罚的不公正也使得大学生不愿意行正义之举，社会对非正义行为的惩罚滞后，英雄流血又流泪的现象屡见不鲜，这往往会给大学生造成社会不公正的心理印象，从而影响到他们对正义的道德心态和判断，直至影响到他们的正义愿望、动机和行为表现。

（三）思考与建议

要培养大学生的社会正义感，塑造"硬核青年"，需要通过家庭、学校、社会三方面共同努力来营造良好的教育氛围，要形成全方位育人的教育模式，即在家庭、学校和社会的大环境中，通过多种途径和措施对学生实行全方位又具有统一影响力的思想政治和道德情操教育。就家庭而言，父母首先应该做好孩子的表率，引导孩子学会做事，学会做人，学会承担各种责任。就学校而言，加强校园文化建设，弘扬时代的主旋律，促进良好校风、学风的形成。同时，重视在学校生活中形成严格的责任教育机制，做到课堂思政，思政课堂。从学生的学习到生活，从教师的管理到服务，建立全方位的教育责任机制，形成一种约束，使校园中一切不负责任的行为都因不可逃避的责任追究而受到有效遏制。学校要善于在社会大环境中培养锻炼学生。要充分利用社会教育资源，加强和改进学校对学生的思想政治教育，培养大学生的正义感，建立和加强与学生家长的沟通联系，双方相互配合，共同教育学生。要进一步完善校内育人机制，统一对学生的教育影响力。要建立和完善党委统一领导、党政群齐抓共管、专兼职相结合、全校各部门紧密配合以及学生自我教育等领导体制和工作机制，保证各项任务真正落到实处。就社会而言，积极发挥舆论的监督作用，形成惩恶扬善的舆论氛围。同时要加强制度建设，建立和健全各种形式的责任制，增强学生的责任感。总之要调动一切积极因素，利用一切有利条件，采取多种方法和措施，对学生进行全方位的教育。

（罗　鑫）

附录：厦医战"疫"报道

一、驰援武汉、取消休假、冲在一线……厦门这所高校太
   给力！

率队驰援武汉
诠释最美"厦医逆行者"风采

1月26日，省卫健委部署组建医疗队支援湖北。接到动员倡议后，厦门医学院附属第二医院医护员工纷纷主动请缨，要求加入援鄂医疗队。根据疫区所需医护人员的配置，仅用了15分钟，就在众多报名人员中遴选出呼吸内科主任医师薛克营、江贵源以及重症医学科主治医师叶长青等3名医生成为首批厦门援鄂医疗队成员。"现在正是国家需要我们的时候，我们理当挺身而出！这是医生的责任与担当，我们一定不辱使命，坚决完成任务！"队长薛克营医生已从事呼吸病专业工作24年，是华中科技大学同济医学院临床呼吸专业博士，对武汉有着特殊的感情，因此，在疫情暴发时，他就做好了前往武汉支援的准备。

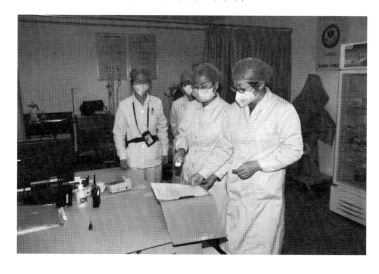

从接到通知到组队再到出征,不足 5 个小时!1 月 27 日大年初三清晨,薛克营、江贵源、叶长青等 3 位医生就告别家人,背上行囊,和厦门市同行的 14 位医生一起,怀揣着治病救人的责任和使命必达的决心,加入了首批出征的福建援鄂医疗队,奔赴防控新型冠状病毒的最前线。在武汉主战场,他们主要负责在指定医院接诊新病人。工作期间,为了多看几个病人,减少排尿时间,他们连水都不敢喝,一天下来口干舌燥,但他们仍然坚持、坚持、再坚持……

目前,厦门市正在组建第二批援鄂医疗队。选派通知下发后,厦门医学院附属第二医院的微信工作群再次沸腾起来。短短一天时间内就有 195 名医护人员请战,迄今已有 484 人报名,大家争相在"逆行"中书写厦医人的使命担当。

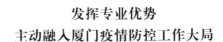

发挥专业优势
主动融入厦门疫情防控工作大局

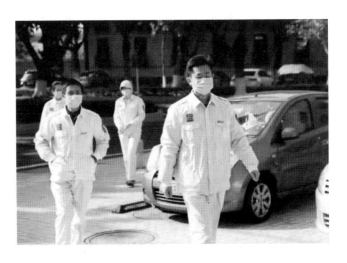

厦门医学院充分发挥专业优势,主动融入我市疫情防控工作大局。学校党委号召全校各级党组织、广大党员充分发挥战斗堡垒和先锋模范作用,用实际行动诠释初心;倡导教职医护员工弘扬大医精神,争当疫情防控志愿者。

短短两天时间,厦门医学院就成立了市疫情防控应急保障部门服务队、市 120 急救中心突击队、厦门航空港医救中心先锋队和市确诊病例密接者集中医学观察点先锋队等 5 个临时党支部。学校以党员教师为骨干的近 200 人志愿者队伍还在不断壮大,正多方位参与到我市疫情防控工作之中。

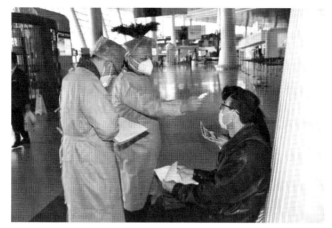

疫情防控一线,活跃着厦医志愿者忙碌的身影。他们中有的开展防疫排查统计、发放医疗用品等工作;有的协助接送疑似病例和与确诊病例密切接触者到相应的观察点集中隔离观察;有的负责排查、转送发热旅客……面对感染风险,没有人退缩。"我们是医学院校的教师,在疫情防控的非常时期、关键时刻,于情于理都应该站出来!"志愿者们穿着工作服,戴着口罩、护目镜和帽子,迎"疫"而上,不知疲倦地为防控肺炎疫情、守护人民健康尽自己的一份力。

全面精心部署
切实做好自身疫情防控工作

连日来,厦门医学院认真贯彻落实习近平总书记对疫情防控工作的重要指示和李克强总理的批示精神,按照党中央、国务院决策部署和省委、市委工作要求,把新型冠状病毒感染的肺炎疫情防控工作作为学校当前的头等大事来抓,努力把疫情防控工作做实、做细、做到位,全力维护师生医护员工生命安全和身体健康。

疫情就是命令,防控就是责任!1个领导小组、1份工作方案、2个防疫倡议、3次研究部署、10项具体措施,厦门医学院疫情防控阻击战全面打响。学校第一时间成立了校党委书记、校长为组长的疫情防控领导小组,分别于大年二十九,正月初三、初五召开3次会议,传达贯彻中央、省市关于新型冠状病毒感染的肺炎疫情防控工作有关会议精神和通知要求,分析研判师生摸排情况,研究制定学校《疫情防控工作方案》,细化部署疫情防控10项具体措施,分别向师生医护员工和各级党组织、广大党员发出认真落实疫情防控要求、积极参与疫情防控工作的2个倡议。

学校各级干部放弃休假、坚守岗位、靠前指挥,执行每日信息沟通机制、关注师生健康情况、落实信息"日报日清"、加大疫情防控宣传、加强校园进出人员管控、设置医学观察隔离区、推迟开学时间、做好开学准备、实施校园环境消毒、开通心理热线等联防联控措施迅速开展……

（原载《海峡导报》，2020 年 2 月 2 日）

二、大学老师变身"120"，24 小时待命转运密切接触者

"这个寒假过得很充实！"

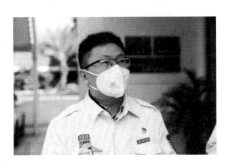

昨天，在元翔厦门航空港医救中心对面的临时驻扎点，陈裕良和两名同事待命等候 120 指挥中心的转运任务下达——转运对象是与确诊新型冠状病毒感染的肺炎患者有密切接触者。从 1 月 30 日"上岗"至今，陈裕良已转运 3 批次共 10 名密切接触者前往指定的隔离点。他们这个志愿队名叫"厦门市 120 急救中心突击队"，和另外三支志愿队——厦门航空港医救中心先锋队、厦门市委市政府办公厅服务队、厦门市卫健委服务队共计 31 人，均是由厦门医学院的老师和工作人员组成。全体党员同志冲锋在前，并成立临时党支部。

1 月 27 日当天下午，厦门市委市政府办公厅服务队和厦门市卫健委服务队成立，随即被派往市政府和卫健委，协助处理因疫情带来的各突发状况等。1 月 30 日，10 人的厦门市 120 急救中心突击队成立。次日，由 12 人组成的厦门航空港医救中心先锋队成立。陈裕良的队伍里，年龄最小的是来自临床系的"90 后"老师，年龄最大的 54 岁，都是 24 小时待命。陈裕良所在的小组是接到任务最多的：第一天上班，就接到前往五通码头转运 1 名密切接触者的任务。1 月 31 日，更是连续接到两趟转运任务，回来时已是晚上 11 点多。

厦门航空港医救中心先锋队则分三组在机场医疗急救室轮值，负责转运发热病人以及在机场各楼层巡查，抽检体温。

昨天当班的是厦门医学院临床系的邓丽娜和眼科专业的任凤英，她们介绍说，机场目前针对发热病人有两种处理方式，一是由她们负责转运非疑似的发热病人（即有发热，但没有湖北接触史的）到中医院，二是有湖北接触史的发热病人则由 120 专业医护人员运送到杏林。

这些志愿者说："哪里有需要，我们就往哪里去！"

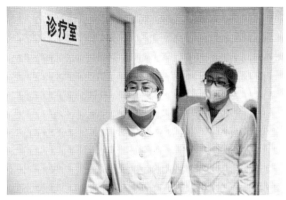

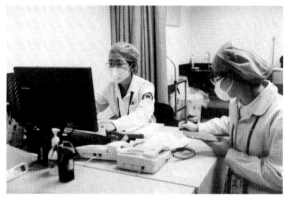

　　据悉,截至目前,学校志愿者群里共有 115 人积极响应此次的支援号召,随时待命,投入战"疫"最前线。

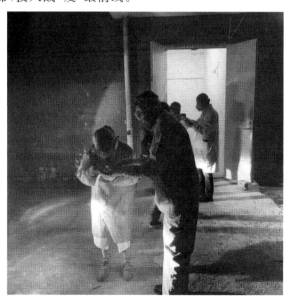

昨日下午 4 点,厦门市 120 急救中心突击队迎来了学校 4 名新后备成员;而今天,厦门医学院一组被命名为确诊病例密切接触者集中医学观察点先锋队的 9 人志愿者队伍,在接受了昨天的培训后,将响应厦门疾控中心的求助,前往酒店协助看护被隔离者。

(原载《厦门日报》,2020 年 2 月 2 日)

三、闻令而动！二院白衣战士再次响应支援杏林医院

2 月 1 日上午,厦门医学院附属第二医院接到厦门市卫健委紧急通知:杏林医院再次告急,请求调配呼吸内科、重症医学科和内科系统医师及内科系统护理人员,火速组建三批集中救治医务人员。人力资源部、医务部、护理部接到命令立即动员,全院医务人员纷纷响应,两小时内,主动请缨人数就已超过任务要求。

来二院仅一个月的呼吸病医院副主任医师左翠云充分发挥党员的模范带头作用,今天下午四点半,她就将奔赴杏林医院,投入抗击疫情的最前线！

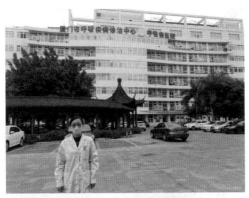

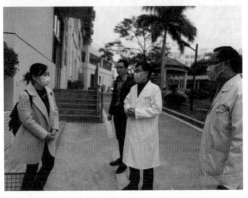

作为肿瘤内科病区负责人的罗炳清主任毫不犹豫,决然选择逆向而行。呼吸病医院护士李丹请求奔赴一线,诠释了一个党员的初心和使命。呼吸病医院护士郑宁欣甘于奉献,毅然请战,随时候令。重症医学科在病人爆满、人手紧缺的情况下,仍主动克服困难,积极派员支援。该科主治医师柴珍峰不畏疫情,志愿请战,彰显党员本色。急诊医学科护士杨卿瑜作为驰援武汉的预备队员、省应急救援队优秀队员,再次挺身而出,要求加入疫情防治一线。

像他们一样在危急时刻,志愿冲在前线的同志还有很多很多。目前二院还有十几位医务人员均为这三批支援杏林医院的救援队员,他们正全力以赴,坚守岗位,随时听候组织调配投入战斗。在疫情面前,全院职工积极投入疫情防控阻击战,为守护人民的生命健康筑牢防线。让我们为冲锋在前的"最美逆行者"点赞,向所有敬业值守、默默奉献的白衣战士致敬。

(原载《海峡导报》,2020 年 2 月 2 日)

四、疫情当前,厦医党员用行动践行初心

2 月 21 日,鹭岛,晴。久违的好天气为美丽的厦门驱散了连绵的疫情阴霾。这一天,我校组建的"市 120 急救中心突击队临时党支部"在市 120 急救中心的统一安排下,将所承担的疑似病例和与确诊病例密切接触者的转移运送工作顺利交接给 120 总部。至此,该突击队的 22 名教师圆满完成了为期 3 周的志愿服务工作。

当天上午,校党委副书记李黎明、教务处处长纪晴和厦门市 120 急救中心主任吴启峰,以及我校"市 120 急救中心突击队临时党支部"成员在市 120 急救中心驻元翔空港酒店临时点举行了任务交接仪式。

交接仪式现场,厦门市 120 急救中心主任吴启峰对我校志愿服务队表达了感激之情,我校党委副书记李黎明也对大家这段时间的工作予以高度肯定。

吴启峰表示,在抗击疫情的关键时期,市 120 急救中心工作任务繁重、人手紧缺。得知情况后,厦门医学院第一时间组织号召,老师们放弃春节休假,克服困难挺身而出,为厦门的抗疫行动做出了积极的贡献,让人十分感动。在志愿服务过程中,厦门医学院的老师们充分发挥专业优势,圆满完成一次次工作任务,彰显了医学院的特色和厦医的良好风貌。

李黎明首先祝贺每位队员都保持身体健康,每次任务都进行得顺利,全部工作完成得非常圆满!他指出,新冠疫情发生初期,学校党委就明确

要积极主动融入我市疫情防控大局之中。这段时间以来,全体队员响应号召、冲锋在前,以不畏风险、不怕艰苦的抗疫实际行动,发挥了共产党员"危急关头豁得出来"的先锋模范作用,为我市打赢疫情防控战贡献了力量,为守护厦门人民健康做出了贡献,也为自己人生履历增添了一笔浓墨重彩。同时,他对市120急救中心为我们提供服务机会和对志愿者们在工作中的支持表示感谢。

我校"市120急救中心突击队临时党支部"志愿者队伍组建于1月30日,2月1日成立临时党支部。突击队共有22名队员,平均年龄40岁,年龄最大的54岁,年龄最小的29岁。这22名队员来自学校的15个部门,其中系部组织员1名,党支部书记4名。不少队员家里孩子尚小,其中9名队员孩子在10岁以下。3周以来,突击队全体队员在队长陈裕良老师的带领下,主动放弃休息时间,放弃与家人团聚的机会,"抛下"年幼的孩子,投身奋战在疫情防控第一线。

队员们按早、中、晚三个班次排班,24小时不间断地服从市120急救中心的统一调度,接送全市疑似病例和与确诊病例密切接触者到相应的观察点集中隔离观察。

这项工作感染风险大、工作时间长,甚至防护装备的条件也很有限。3周以来,大家互相加油、打气,克服了种种困难,毫无怨言、毫不懈怠地奉献着。截至2月21日,该突击队顺利转运300余名疑似病例和与确诊病例密切接触者。

"只要春天还在,我就不会悲哀;纵使黑夜吞噬了一切,太阳还可以重新回来。"在这场疫情防控攻坚战中,厦医党员用忠诚诠释党性,用责任彰显担当,用实际行动践行初心,默默无闻地守护鹭岛安详。

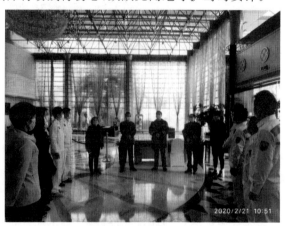

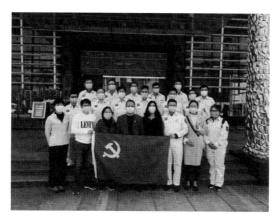

（原载厦门医学院官网，2020年2月22日）

五、我校"市确诊病例密接者集中医学观察点突击队临时党支部"圆满完成任务

2月24日上午，校党委副书记李黎明、教务处处长纪晴，厦门市疾控中心副主任陈国伟，以及我校"市密接观察点突击队临时党支部"成员在厦门市翔安大嶝金门湾酒店临时点举行交接仪式。至此，13名教师志愿者圆满完成了为期3周的志愿服务工作。

在交接现场，李黎明祝贺队员们顺利完成了志愿者任务，他希望大家把在此次新冠肺炎疫情防控工作中实践的一些好做法运用到学校疫情防控工作中去，广泛开展疫情防控知识宣传，积极引导广大师生增强自我防护意识，全力以赴打赢这场疫情防控阻击战。

陈国伟代表市疾控中心感谢我校对疫情防控工作的大力支持。他指出，厦门市目前确诊的35名患者，有7名来自密切接触者集中医学观察点，这足以证明此项工作的重要性。医学观察点各项工作的顺利开展，离不开厦门医学院教师志愿者勇敢细致、专业认真的付出。

我校"市确诊病例密接者集中医学观察点突击队临时党支部"组建于2月1日，这是一支充满干劲、爱心与责任心的青年突击队。队员们来自学校8个部门，平均年龄35岁，其中党员12名（含党支部书记2名），队员中有两名"90后"，最小的党员教师志愿者26岁。

"助力"是教师们报名参加志愿服务的共识。3周以来，值班志愿者24小时配合市疾控中心、市120急救中心做好密接者的各项服务工作。尽管面临着被感染的风险，但当看到一位位解除隔离的人员顺利离开酒店时，志愿者们便会感到由衷的喜悦。

附录：厦医战『疫』报道

　　岁月静好时传道授业解惑，国有召唤时义无反顾，这是医学院教师对未来医务工作者的无言教诲。正如志愿者叶碧容老师所说，学校培养的许多学生正在一线抗击疫情，远的驰援武汉，近的支援定点医院。作为他们曾经的老师，既然无法奔赴一线，就很自然地想尽自己的一份力量去助力这场战"疫"，让疫情早日结束，人们能够脱下口罩去感受"阳春布德泽，万物生光辉"的美好春天。

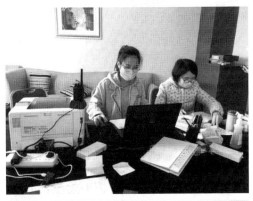

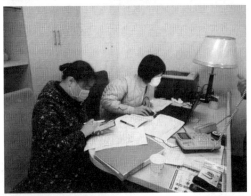

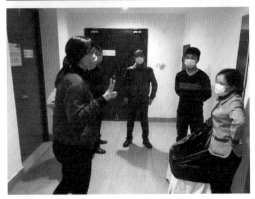

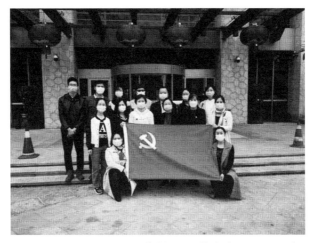

（原载厦门医学院官网，2020 年 2 月 24 日）

六、疫情面前，厦医学子这样做

张雅静

2017 级卫生信息管理 1 班

在 2020 年春节前夕，新型冠状病毒突如其来，在来势汹汹的疫情面前，越来越多的"90 后"挺身而出，主动加入抗疫队伍中。我校公共卫生与医学技术系的"95 后"预备党员张雅静同学也是其中一分子。

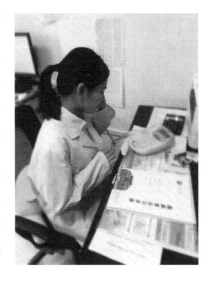

在厦门莲花医院实习的她坚守工作岗位到除夕前一天，在医院宿舍里过了一个难忘的新年。在疫情不断蔓延的严峻形势下，她又在大年初二主动返回到工作岗位。

她说："自己身为预备党员，有需要的时候就应该无条件地站出来，虽然自己力量有限，但任何时候都愿意付出自己的一份绵薄之力。防控疫情，我和你们在一起！"

汪　玥

2016 级药学 1 班

　　参与当地村委会(江西省上饶市婺源县赋春镇赋春村)组织的疫情防控志愿服务工作,我负责的是在道路卡口为来往人员测量体温并登记。在家乡疫情防控志愿服务过程中,我看到了每个人都身体力行地为抗击疫情做着力所能及的贡献。党员志愿者们更是 24 小时轮岗值勤,在村内宣传引导、帮扶群众、排查走访。作为医学院的一名学生预备党员,我深受鼓舞、倍感激励。跟奋战在一线的医务人员相比,我的工作微不足道;但能为抗击疫情贡献自己的力量,我感到很光荣。

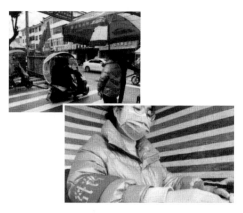

陈鑫洛

2018 级医学检验技术 2 班

　　很荣幸自己是一名医学生,在这次疫情来临之际可以为家乡出点绵薄之力,尽自己最大能力做些力所能及的事,贡献自己的力量,感到十分的荣幸!

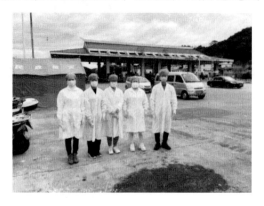

何　蕾

2018 级临床医学 2 班

在来势汹汹的新冠肺炎疫情面前，我作为共青团员更应该为防疫工作作出贡献。我在家乡报名参加了云霄县马铺乡的志愿者活动，在乡政府设置的检测点帮忙记录和检测来往人员的体温和基本资料。虽然天气寒冷，条件简陋，但守护全乡人民的健康与安全是我们坚持的动力！

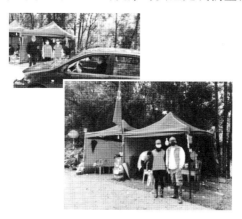

林　强

2019 级针灸推拿 2 班

面临此次疫情，莲峰镇政府统筹协调排班，我们接到通知后在社区设立检查点，检查社区来往人员体温，杜绝外来人员来访。我认为参加这次志愿活动，贡献自己的力量，是一件有意义的事。疫情就是命令，防控就是责任。我能够以这样的行动来献出一份力，感到十分荣幸。一线的医务人员冲在前方，我就为他们守住后方阵地！中国加油！

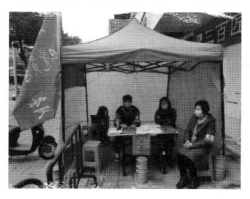

黄宇翔

2018 级医学检验技术 1 班

在疫情防控之际,我们志愿者将急缺的口罩分发至每一户家中,向平时对病毒预防方面了解较少的老人宣传疫情防控的正确做法。作为一名医学生,尽自己所能为家乡作出一点贡献。没有一个冬天不可逾越,也没有一个春天不会到来!武汉加油!中国加油!

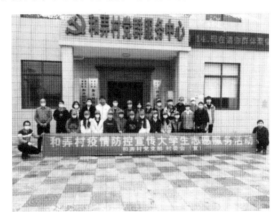

黄娥容

2019 级康复治疗技术 2 班

作为一名共青团员,我积极参加志愿活动,做好疫情防控宣传工作,加强与社区人员的沟通,让居民重视疫情防控期间的自我防控。看到居民们出门戴口罩,不扎堆活动,感觉自己的工作十分有意义。

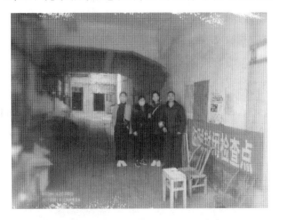

罗贝琳

学生会学生干部

　　我是学生会的罗贝琳,当前是全国抗击新冠疫情的关键时期,在这场战"疫"中,我作为学生,最好的方式就是"宅"在家中,但是"宅"也要"宅"出意义,对延长的假期做好规划,多阅读一页书,多运动一分钟,多学一项技能,拓宽自己的知识面。比如,我正在为下学期的计算机二级考试做准备。同时也要担起共青团员的责任,积极参与制作海报等形式号召大家关注湖北疫情。此外,多陪伴家人,陪他们唠唠嗑,珍惜与家人在一起的时光!

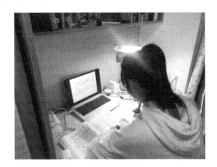

黄毓凯

院团委办公室学生干部

　　我是院团委办公室的黄毓凯,疫情当前,战"疫",习近平总书记向世界传递必胜信心。即将成为预备党员的我,积极响应号召,为这场战斗贡献一份力量。我作为志愿者深入社区进行疫情防控宣传,利用专业知识向社区居民普及疫情防控知识,对社区外来有关人员进行疫情排查工作,并且和社区工作者进行大扫除。新冠肺炎疫情发生以来,中国政府高度重视,举全国之力,团结一心,采取了最全面、最严格、最彻底的防控举措。我相信,经过艰苦努力,疫情形势必将出现积极变化,我们必将打赢这场疫情防控阻击战!

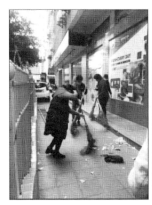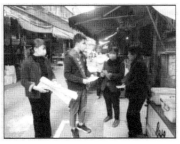

吴妙桐

2019 级护理 5 班

  我是来自 2019 级护理五班的吴妙桐,是厦门医学院护理学系的一名成员,也是一名共青团员。随着疫情的不断发展,各大社区、村庄都纷纷自我保护隔离,大家都在积极参与着抗疫防疫的工作,在此期间我积极向各个村民宣传防控知识,教大家疫情防控期间该如何做好自我防护,怎样保护自己,并落实到每一家每一户!作为厦医的一名学子,我坚信防疫靠大家,幸福千万家,加油吧中国!

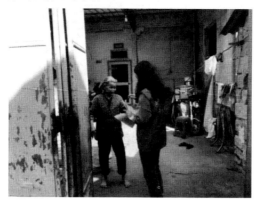

王晓岚

2019 级助产 2 班

  作为一名医学院的学生,我很荣幸可以为这次的疫情贡献出自己的一份力。在抗疫一线,有一群人始终坚守不曾退却。与此同时,我们也应该守护好自己的家园,做好防护工作。黑夜过后终将是黎明。武汉加油!中国加油!

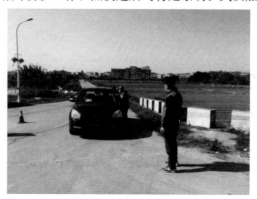

林晓惠

2019 级护理 1 班

在突如其来的疫情面前,很荣幸可以为自己的家乡献出一份力量。在抗疫一线有许多逆行而上、勇敢无畏的人,而作为一名共青团员,我积极响应号召,参与志愿活动。我相信少去拥挤的地方、戴口罩、勤洗手,是为了下一次更好地相见! 武汉加油! 中国加油!

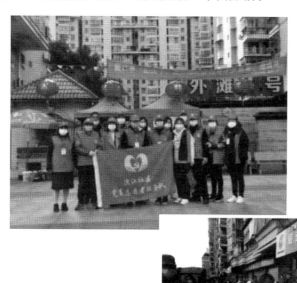

施煜航

大学生艺术团成员

大家好! 我是施煜航,是厦门医学院大学生艺术团的一名成员,同时也是一名共青团员。随着这次疫情的暴发,很多医务工作人员都奔向了一线,我虽不能奔向一线,但是作为一名共青团员,一名厦门医学院的学生,我决定创作一首歌,向那些不惧危险勇敢奔向一线的医务工作人员表达最崇高的敬意,向武汉表达最衷心的祝福,因此创作了这首《逆行者》。

在这里,我想代表厦门医学院的学生,对在前线的工作人员说一句:"加油! 一切终究会过去! 你们是最勇敢的战士!"

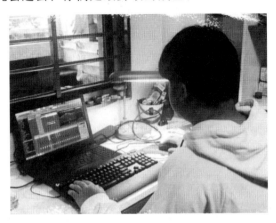

(原载"厦医 V 青年"微信公众号,2020 年 2 月 23 日)

七、请战书

尊敬的校领导:

我们是厦门医学院的学生,是团员,更是光荣的退伍军人!

作为曾经在部队锤炼过的退伍军人们,我们责无旁贷,有责任有义务投入这场没有硝烟的战争当中。"若有战,召必回"是发自于每名老兵的胸中真言! 一朝是军人,终身是军人。一朝胸怀使命,终身扛在肩上。这场抗击疫情的战斗已经打响,在这场战"疫"中,我们既身为医学生,应不忘医学生誓言,献身医学、热爱祖国、忠于人民。我们要发挥我们应有的作用,也想同我们的老师一起奋战在这场战斗的前线,为我们的祖国贡献一份力量,我想我们有义务担起这份责任,不辱白衣天使、白衣战士的神圣使命! 也让我们成为逆行者中的一员吧!

在此,我们主动请战:若有战,召必回,战必胜!

厦门医学院全体退伍在校生

2020 年 2 月 8 日

后　记

　　本书定稿之际，正值中国人民众志成城抗击新冠疫情的关键时期。面对来势汹汹的新冠疫情，面对突如其来的灾难，厦门医学院全体师生和附属医院的医务工作者万众一心、众志成城、团结奋战，抱着必胜信念，参加了疫情防控的阻击战。他们迎难而上、一往无前的抗疫壮举，就是医学生担当精神培育的真实见证，就是中华民族担当精神最好的传承和弘扬。

　　这是一场空前的战天斗地的人民战争，短短几天时间内，厦医人以医者的济世情怀与担当精神，打造了一支专业、敬业、博爱的志愿服务团队。在这支队伍里，有年过五旬的资深教授，有活跃在教学一线的中年学术骨干，有沟通力强的"90后"行政管理人员，还有来自附属医院的青年医生……

　　疫情就是集结号，作为未来的医务人员，我校医学生积极参加各种志愿服务工作，共同为防控疫情贡献自己的力量。有人不辞辛苦坚守在实习岗位上；有人加入志愿者队伍随时待命；有人积极为群众宣传疫情防控的正确做法；有人发挥专长创作歌曲致敬"逆行者"；还有一批退伍的在校生，他们第一时间向组织递交"请战书"，希望同老师们一起奋战在抗疫前线……

　　"沧海横流，方显英雄本色。"什么是伟大的医务工作者？什么是医者的担当精神？在这场疫情防控斗争中，我们一定能找到完美的答案。